AF541941

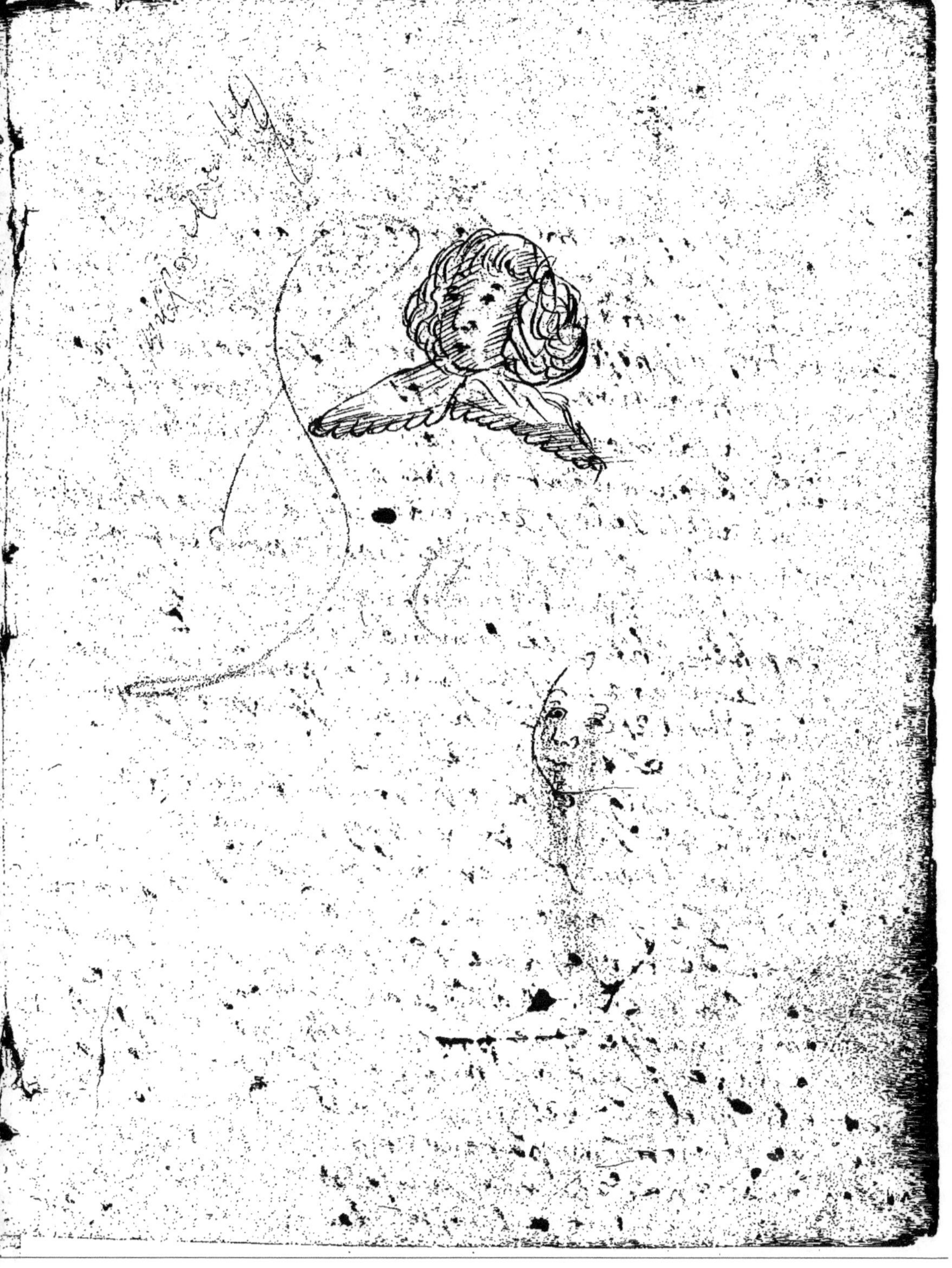

Les notes marginales & manuscrittes de ce liures sont du s.r de la menardiere qui estoit medecin de m.e la marquise de sablé a ses gages & demeurant chez elle & depuis lecteur du Roy. ce fut luy qui donna pour vn leger mal des pillules a feu m.r scarron (mary de m.e la marquise de maintenon) qui luy causerent vne contraction de nerfs qui d'homme bien fait & tres dispost le rendirent impotent par vne contraction de nerfs qui augmenta jusques a sa mort. J'ay connu particulierement m.lle d'aubigné & mad.e scaron auant quelle allast aux Indes occidentales. Je lay veue depuis a la martinique chez sa mere chez qui je logeay pendant que nre nauire estoit en charge & depuis a st. christophle chez le commandeur de Poincy ou nous demeurames ensemble pendant 2 mois & ou elle estoit venue chercher son mary feu m.r Daubigné filz de celuy qui a fait l'histoire D'Aubigné & le baron de feneste, la confession de sancy & autres ouurages. J'ay demeuré depuis auec m.r & mad.e scarron pendant 3 ans auec m.r & madame scarron a l'hostel de troyes rue d'enfer ou ils furent mariez en 1652. mad.e Daubigné sa mere m'ayant enuoyé vne procuration pour la validité du mariage m'ayant prié par ses lettres de la mettre en quelque religion en attendant leur mariage projetté auparauant que sa fille fut en poitou auec mad.e la marquise de neuillan a qui elle estoit & qui logeoit a l'hostel de troyes auec son

APOLOGIE
POUR Mr.
DUNCAN
DOCTEUR
EN MEDECINE.

Contre
LE TRAITTE
DE LA
Melancholie.

Tiré des Reflexions du Sr. de la Mre.

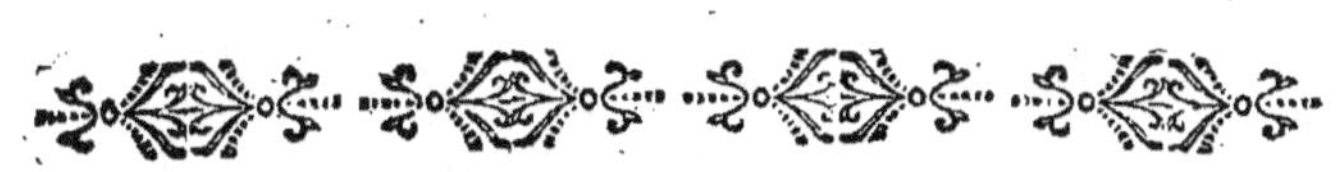

AV LECTEVR.

SI l'on ne pouuoit parler pour Mr. Duncan sans accuser les RR. de Loudun, ou disputer contre la verité de leur possession; I'aimerois mieux abandonner sa cause, que d'écrire à leur desauantage & contre mon sentiment. Mais puisque la possession peut estre veritable sans qu'il se soit trompé, & les RRes. innocentes sans qu'il soit coupable, personne à mon auis ne doit trouuer mauuais que ie prenne sa defence, & que ie face parestre qu'il n'a pas tant PERSECVTE leur INNOCENCE que celui qui la trahie par de foibles Raisons, & qui s'est imaginé qu'ell'auoit besoin du secours de sa plûme.

A la verité s'il eust voulu répondre luy mesme, ie ne luy eusse pas fait ce tort que d'entreprendre une chose de laquelle il se fût sans comparaison mieux acquité que moy, mais puis qu'il ne iuge pas le Sr. de la Mre. digne de sa colere, & qu'il tient à faueur de n'estre pas à son Goust, i'ay crû que i'estois obligé de dire quelque chose pour la defence d'vn escrit qu'il m'a fait l'honneur de m'adresser autrefois, plûtost pour me rendre raison de ses doutes que pour chocquer ou detruire ma creance.

Il l'en iugea digne a Saumur en le voyant car il ne se peut s'empescher de s'emporter devant Madame la marq. de S. et mr. V. & de perdre toute contenance.

C'est de mad.le la marquise de Sablé a qui il estoit & chez laquelle il demeuroit comme a fait depuis Mr. Valent

APOLOGIE
POVR. Mr. DVNCAN
DOCTEVR EN MEDECINE,
Contre
LE TRAITTÉ DE LA MELANCHOLIE,

Tiré des Reflexions du Sr. de la Menardiere.

LES grands Capitaines ne font iamais pareſtre plus de Sageſſe & de conduite, que lors qu'ils font la guerre auec peu de forces en vn paîs étranger dont ils ne connessent pas les detours ni les Auenuës: Car en cette occasion ils ramassent leurs Troupes, & les font marcher si bien vnies, que l'Ennemi ne peut tirer auantage de leur foiblesse, ni les combatre separées.

Le Sr. de la Mre n'a pas suiui cette maxime, car ayant armé pour le secours des R. de Loudun contre la Tyrannie d'vn Esprit incredule: Il a diuisé ses forces , &

ſans conſiderer qu'il lui falloit tenir des routes difficiles, & paſſer en des lieux* qui lui ſont autant inconnus qu'ils ſont ſignalez par les genereux exploicts de ſon ennemi; Il a detaché ſon Auant-garde, & l'a expoſée toute ſeule au danger d'eſtre defaite auant qu'elle puiſſe eſtre ſoûtenuë de l'Arriere-garde, ou de la Bataille.

Au lieu d'employer la Prudẽce ou la Force lui manquoit, & d'appeller

* *La Philoſophie & la Medecine.*

Voyez la 4. page de ſa preface.

l'Artifice au ſecours de ſon impuiſſance; Il a fait des menaſſes vn an durant : & apres beaucoup plus de bruit que d'effet, il a paru en mauuais ordre, & s'eſt mis aux champs auec vn equipage qui ne reſpond point à ſon entrepriſe.

Cette faute a ſemblé ſi grande à quelques vns qu'ils n'ont pû s'imaginer qu'elle ait eſté commiſe par vn Homme qui ſe vante de conneſtre dauantage que les autres;

De ſorte qu'apres auoir ſoigneuſement obſerué ſa demarche, & ſa contenance, ils ſe ſont perſuadez qu'il auoit d'autres intentions que celles qu'il fait pareſtre, Et tant s'en faut qu'ils l'accuſent d'auoir failli contre le iugement & le deuoir d'vn bon Capitaine, qu'ils croyent au contraire qu'il a vſé d'vn Stratagéme que les plus ruſez ont coûtume de pratiquer, lors qu'ils donnent l'Alarme à vne place pour couurir le deſ-ſein qu'ils ont ſur vn'au-tre

Ce qui les a confirmez dans cette penſée , c'eſt qu'ils ont remarqué qu'il épargne celui contre le-quel il s'eſt declaré ; qu'il le fauoriſe en effet , & l'outrage de Paroles ſeu-lement , qu'il ſe fait bat-tre à toutes rencontres, & ſe porte ſi lâchement par tout , qu'il donne ſu-jet de ſoupçonner ſa Fi-delité , & de croire qu'il veut perdre le parti duquel il fait ſemblant de prendre la defence.

Pour moy ie ne ſuis pas de cet auis, car (pour parler ſimplement & ſans Allegorie) Encore que ie voye bien que ſon entrepriſe eſt deſauantageuſe aux RR. de L. & qu'il n'y a rien dans tout ſon Liure qui face pour Elles, ni contre M. Duncan que le Titre ; Ie ſçay pourtant de bonne part qu'il n'a point diſſimulé ſon intention, & s'il ne l'a mieux conduite c'eſt plûtost par imprudence que par malice.

L'on me dira, qu'il fait tout le contraire de ce qu'il a promis; qu'il s'engage dans des discours inutiles; que les Auteurs qu'il cite le condannent; qu'il détruit d'vne main ce qu'il bâtist de l'autre. Ie l'auoüe, mais tout cela s'est fait à la bonne foy, & sans dessein de tromper personne; *ce sont les productions* * *d'vn Esprit naturellement exempt des Loix de la Raison, & si ialoux de sa*

* Voyez la fin de sa preface.

liberté ; qu'il se donne la licence de renuerser les Regles de la Medecine , & corrompre les Principes de la Philosophie.

Ces propositions pourront étonner ceux qui n'ont leu son liure qu'en passant, ou qui n'ont consideré que la beauté du style & du langage; mais i'ay dequoy les prouuer si clairement, que personne ne me pourra reprocher d'en auoir auancé vne seule, qui ne soit veritable à la lettre, & sans Hyperbole.

Et pour garder de l'ordre en vne choſe qui n'en a point du tout ; I'ay reduit tout ſon diſcours à ſix poinćts.

Au I. *il accuſe M Duncan de s'eſtre egaré dans vne opinion ridicule, & qui n'eſt fondee que ſur l'Autorité de Pomponace.*

Au II il ſouſtient premierement, *Que les Femmes n'ont point de diſpoſition à la Melancholie. 2. Que toute Melancholie eſt chaude & ſeiche. 3. Que l'Hypochondriaque eſt la plus froide de toutes.*

Au III. *Que l'on ne peut croire, que les* RR. *de* L. *soient trauaillees de cette espece de* Melancholie *qui est propre au Cerueau, d'autant qu'elle ne se faict point sans Inflammation, & que l'Inflammation de cette partie n'est pas plus possible que de voir du Feu brûler dans vne Riuiere sans artifice.*

Au IV. Il fait vn long discours de la force de l'Imagination, & pour conclusion il maintient. *Que c'est vne Faculté tellement priuilegiee qu'elle ne peut faillir, ny eſtre bleſsee.*

Au V. *Que la Melancholie peut faire deuiner les choſes à venir par des viſions anticipees, & ſans reuelation.*

Au VI. *Que la Melancholie eſt vn des plus dangereux maux qui puiſse attaquer la vie, & que les Hypochondriaques ne ſe font point de mal.*

Voila toute la force de ce grand ſecours promis à l'INNOCENCE PERSECVTEE. Voila ces particulieres Connesſances, & ces Reflexions tant attendues : En vn mot ce ſont les Propoſitions que ie veux Examiner les vnes apres les autres, parlant à luy meſme pour euiter beaucoup d'ennuieuſes redittes auſquelles ie ſerois obligé, ſi ie le traittois en troiſiéme perſonne.

Et affin qu'il ne ſe couure point de l'autorité des Medecins & des Philoſophes qu'il a citez ; Ie feray ſur la fin vne Reueuë particuliere de ſes Marges, pour donner à conneſtre quelle creance on doit auoir en vn Auteur qui n'en a produit aucun qui ne ſoit directement contre luy, & qui raporte des paſſages ſans les entendre.

EXAMEN DV I. POINT.

Ie ne m'estonne pas de ceux qui sans connoissance des temperamens de nos corps, attribuent à l'humeur noire les actions des possedées ; car cela est ordinaire à ceux qui ne se tiennent pas dans les bornes de leur metier de faire de grandes fautes en matiere de Iugemens, quand ils veulent faire les grands esprits : Mais sans menti ie trouue étrange qu'vn homme du merite de M. Duncan soit égaré dans cette opinion ridicule, &c.

Ce sont les paroles du Sr. de la Mre.

ENcor qu'il fust tres facile de faire vostre liure, & traitter amplement de la Melancholie sans parler de M. Duncan; cependant vous auez voulu commencer par luy, & ouurir la dispute par des iniures;

pour faire croire au mõde que vous eſtes vn grand Perſonnage, puiſque vous auez bien la hardieſſe de l'attaquer ſi bruſquement.

Cette Ardeur ſi grande de vous declarer contre luy ſans neceſſité, n'eſt pas vne petite marque de l'eſtime que vous faites de ſon Merite ; Elle fait bien iuger que ce n'eſt pas tant le zele que vous auez pour la poſſeſſion, qui vous a mis la plume à la main, que l'enuie de paroiſtre par l'oppoſitiõ d'vn ſçauant homme; Et ceſte paſſion vous a tellement aueuglé, qu'elle vous a faict commettre dés la premiere page vne faute de Iugement, & vne Iniuſtice.

La premiere conſiſte en voſtre Etonnement, car ſi M. D. a tâché de rapporter aux cauſes naturelles quelques vns des ſignes qui vous ſemblent extraordinaires, vous ne deuez pas trouuer cela ſi étrange que ſi vn Ignorant l'auoit entrepris; Puisque * c'est le propre des Sçauans & des Sages de se deffendre de croire des choses surnaturelles tant que la Raison & la Philosophie le permet; Et qu'il n'appartient qu'aux ignorans de publier des Miracles sans necessité, & les receuoir sur de legeres apparences.

* *In causis reddendis, non statim ad Deū causam supremam confugiendum, neque credendū Deū sine causa miracula edere. Senn. lib. 3. part. 7.*

La seconde parest en ce que vous le condannez sans l'oüir, & au lieu de le conuaincre par ses paroles, vous les dissimulez, pour empescher qu'on ne connesse le tort que vo⁹ auez de le traitter de Ridicule.

Pour la faute de Iugement ie l'excuse; (*parce que céla est ordinaire à ceux qui veulent faire les grands Esprits, de faire de grandes fautes en matiere de Iugemens*): Mais l'Iniustice ie ne la puis souffrir, car vous l'accusez d'vne chose à laquelle il n'a iamais pensé; & il ne se trouuera point qu'en aucun lieu de ſon liure il ait dit ; *que les actions des poſſedees n'appartiennent qu'à la Melancholie.*

C'eſt dequoy ie le veux iuſtifier en ce premier point, auquel ie pretens prouuer contre vous qu'il a parlé de cette humeur plus modeſtement que vous meſme, & qu'il n'en a rien écrit, qui ne ſoit appuyé ſur de meilleurs fondemens que l'erreur populaire, ou l'Autorité de Pomponace. Voicy ſes propres

Termes.

Comme de douter s'il y peut auoir des Demoniaques c'eſt vne Impieté; Auſſi c'eſt vne ſimplicité groſſiere quand il s'agit d'vn particulier de croire qu'il ſoit poſſedé ſans preuues certaines; car l'humeur Melancholique produiſt quelque fois des effets qui paſſent pour ſurnaturels, non ſeulement au Iugement du Vulgaire, mais auſſi de quelques vns des Doctes.

Ce diſcours n'a rien de ridicule, ou qui ſente ſon Eſprit égaré; Car il eſt vray que l'humeur Atrabilaire a de tous tẽps excité des maladies ſi étranges que l'on a pris fort ſouuẽt les Melãcholiques pour Demoniaques à cauſe de la conformité de leurs ſymptomes?

C'eſt pour cela que noꝰ

lisons dans le Rituel; *ne facile credat aliquem à Dæmone obsessum, sed nota habeat signa quibus obsessus dignoscitur ab iis qui* ATRA BILE *laborant.* Et dans Valesius, *verisimile est plurimos eorum qui Dæmonis opinione ad Exorcistas deferuntur Dæmonem non habere sed morbis Melancholicis detineri.*

In Phil. sac.

Aristote a bien montré qu'il n'estimoit pas peu les forces de cette humeur, lors qu'il a dit qu'elle seule agite tous ceux qui paressent inspiritez.

Πολλοὶ δὲ διὰ τὸ ἐγγὺς εἶναι τοῦ νοεροῦ τόπου τὴν θερμότητα ταύτην, νοσήμασιν ἁλίσκονται μανικοῖς ἢ ἐνθουσιαστικοῖς, ὅθεν Σίβυλλαι, καὶ οἱ ἔνθεοι γίνονται πάντες. *Problem. sect. 30.*

Il attribue cette puissance à l'humeur noire, lors qu'elle constitue vn certain degré de Temperament naturel qui ne passe point encor les bornes de la santé, ὅταν μὴ νοσήματι γένωνται ἀλλὰ φυσικῇ κράσει. *Lux sicca anima sapientior Heraclit.*

Que si en cet estat elle peut estre la cause de tant de merueilles ; Que ne fait-elle point quand elle est poussée d'vne chaleur étrangere? alors elle écume & deuient ſi maligne, qu'elle renuerſe l'œconomie du Corps, & trouble les principales fonctions de l'Ame: Elle a des ſaillies & des mouuemens ſi dereglez qu'ils approchent du miracle; C'eſt ainſi qu'en parle Hollier ſur les Aphor. *cum putruit Melancholicus ſuccus edit mille miracula*, Et Fernel, *facit immania & horrenda ſymptomata; Elle fait des ſymptomes horribles & prodigieux.*

C'eſt pour cela à mon

auis, que nous trouuons dans quelques vns de nos Medecins des Recettes, pour ceux qui ſont obſedez des malins Eſprits, Tel eſt l'Antidote appellé *Theodoretos Anacardios*, que *N. Myrep.* * dit eſtre bon pour ceux qui ſont tourmentez des diables; Et cet autre raporté par *Actuar.* dans ſa Meth. *pro febre quartana laborantibus & à laruis ſeu Dæmoniis occupatis.*

* ἐν πρὸς πᾶσαν ἱερὰν νόσον. *Sect. 1. de Antid.*

Car ſi vous les conſiderez comme il faut, vous

trouuerez qu'ils ſont compoſez de * Simples, qui n'ont autre Vertu que de fortifier les parties nobles, purifier le ſang, réiouir les Eſprits, & diſſiper la Melancholie: D'où ie tire cette concluſion qu'ils n'ont en effet aucune proprieté naturelle * capable de chaſſer les Demõs; Mais qu'ils ont acquis cette reputation pour auoir gueri des Melancholiques qui eſtoient ſi cruellement agitez, qu'on

* *Hæ res non agunt in dæmonem Phyſice. Campan. Valeſ.*

* *Horum remedium eſt in Religione, non in Schola Galeni. Paracel.*

les traittoit comme Demoniaques, & on les croyoit tels pour la rareté de leurs ſymptomes, *Agitaui diu mecũ quænã foret ratio cur homines ſæpe ita à rationali abeunt ſenſu, vt mira quædam ac ſtupenda illis contingant, comperi denique parte plurimâ hoſce effectus admirabiles adeo, atque inopinabiles* BILIS *ATRÆ quam Melancholiam vocant, vitio prouenire.* Rhodi Antiq. lect. lib. 9. c. 24.

Puis qu'il eſt vray que la Melancholie a des effets ſi rares, qu'il n'eſt pas aiſé de les diſtinguer d'auec ceux qui ſuiuent ordinairement la Demonomanie ; Qui doutera qu'elle ne doiue eſtre cõſideree quand il s'agît d'vn fait particulier qui paſſe le commun? Si pour cela vous accuſez M. D. de s'eſtre égaré, vous l'eſtes vous meſme le commun, & ne prenez pas garde qu'en le blâmant d'impieté, vous offenſez la Memoire d'vn grand Cardinal * duquel il a emprunté les paroles deſquelles il s'eſt

* *Mirabilis est omnino humoris melancholici natura, & ad miras dispositiones, & OCCVLTAS QVALITATES recipiendas aptissima Senn. lib. 3. pract. med. sect. 2.*

* *Le Card. d'Ossat en la 52. de ses Lettres par. 2.*

seruy.

Il n'est pas allé iusques à maintenir que cette humeur a le pouuoir de faire parler des langues inconnuës ; Et pourtant quand il auroit auancé cette proposition, vous n'auriez pas droit pour cela de luy reprocher *qu'il est tombé dans vne Erreur populaire*, puis qu'il la pourroit defendre par des Exemples, & des Raisons que ie ne deduiray point icy, puisque ni luy ni moy ne sommes

* *Sunt qui scribant mulierem illiteratam dum atra bile agitaretur latine loqui cõsueuisse, cessante vero ægritudine non quiuisse. Rhodig. Leuinus Lemn. 2. de secret. mir. Erasm. in Encom. med. Vuer. Riolan. & multi alij.*

de cet auis.

Au lieu de prendre cette voye dans laquelle il n'euſt pas marché le premier, il eſt demeuré d'accord de tous les ſignes raportez dans le Rituel ; Et a ecrit de ſorte qu'il eſt facile à voir, qu'il eſt preſt de reconnoiſtre vne cauſe ſurnaturelle à Loudun, s'il eſt vray que ces Filles entendent les Langues étrangeres, ou qu'elles Reuelent les choſes occultes ; Mais vous ſans conſiderer combien vous eſtiez obligé de vous tenir ſerré, vous auez hardiment ſouſtenu, *Que la Melancholie eſt aſſez puiſſante pour faire predire les choſes à venir par des viſions anticipees, & ſans Reuelation*; Si cela eſt vous ne lui pouuez denier la faculté de faire parler vn Idiome inconnu. Parce que; * *Maius eſt præuidere futura, quam inaudita loqui.*

* Riolan. in Comment. de Abdit.

Ie feray voir en ſon * lieu à quelle conſequence tire

* En examinant le 5 point.

cette ſaillie, & pour quelles raiſons vous eſtiez obligé de ſuiure l'opinion contraire ; Ie ne veux à preſent autre choſe ſinon vous faire remarquer par la comparaiſon de vos paroles & des ſiennes, *que vous en dites bien dauantage que celui que vous reprenez, & que voſtre diſcours approche plus de la doctrine de Pomponace que le ſien.*

Auant que de paſſer au ſecond Point ie veux examiner vne periode qui rempliſt toute la 4.

[illegible] de vostre liure, la
[illegible] si peu de rapport
[illegible] celle qui la precede,
[illegible] celle qui la suit, qu'on
[illegible] dire en verité, que
[illegible] vne piece detachée
de tout le reste. Vous
[illegible] vne plaisante remar
[illegible] ces termes.

[illegible] des Melancholiques apres vn Cres & [illegible] est subtil, mais encore que Aëce & [illegible] ces pauures gens [illegible] le [illegible] [illegible] au [illegible] des Diables [illegible] leurs [illegible] [illegible] que de ceux de qui les [illegible] les [illegible] à ce point d'[illegible]

Comme il n'y a point
d'obscurité dans le texte
[illegible] qui vous obli
[illegible] vn Commen

E

taire, aussi n'y a t'il point de subtilité au discours de M. D. qui merite d'estre éclaircie; Il n'a point detourné le sens de cet Auteur, ny abusé de ses paroles, & comme s'il eust preueu que vous le deuiez chicaner la dessus, il a adioûté au Texte grec ces deux mots, (τῶν μελαγχολικῶν,) pour expliquer nettemēt qu'il n'entendoit parler que des Melancholiques; Voyés ses paroles pour comprendre la sincerité de

Τινὲς δὲ Δαίμονας ἀπὸ γοητειῶν τῶν ἐχθρῶν ἐπῆχθαι αὐτοῖς ὑπολαμβάνουσι. *C'est le texte de Aetius.*

son discours ; *Entre autres folles & extrauagantes imaginations des Melancholiques, Aëtius remarque que quelques vns d'eux croyent estre possedez des Demons, par les enchantemens de leurs ennemis.*

Sont les paroles de M. D. dans lesquelles le Sr. de la M. trouue de la subtilité.

Qui croira que cela se doiue appliquer à ceux qui sont bien sensez ? cependant vous en auez peur, car vous auertissez le Lecteur de prendre garde à la Subtilité de ce discours, & se souuenir que Aëtius n'entend parler que de

ceux qui sont foux, Sur
quoy je voudrois bien
vous demander quelle
difference vous faites de
ceux qui ont le Iugement
peruerti, d'auec ceux
qui sont foux? Si vous
me répondez (comme il
est vray) qu'il n'y en a
point, I'auray sujet de
vo⁹ dire que c'est se moq
quer de ceux qui lisent
vostre liure d'employer
vne page toute entiere à
leur donner auis que ce

qui a esté dit de ceux qui ont
le Iugement peruerti, ne se dou

[illegible] que de ceux qui ne [illegible] sages. C'est iuste [illegible] comme si vo⁹ leur [illegible] ne vous y trompez pas, [illegible] qui a esté écrit par Ae- [illegible] de ceux qui sont Malades, ne se doit entendre que de ceux qui ne sont pas sains. Au reste ce n'est point vne chose [illegible] de voir des Melan- choliques qui s'imaginēt que les diables les tour- mentent, Hippocrate en fait mention au liure des maladies des Vierges. Augmete en ces termes [illegible] [illegible] ὑπό τινων μειζόνων ἐφ- [illegible] δυνάμεων [illegible] προλέγειν τὰ ἐσόμενα.

* Med. lib. 6. Et vostre Campan. * *Deliria facit ATRA BILIS, ita vt Dæmones se videre credant.*

EXAMEN
DV II. POINT.

A Voir le Titre de vostre liure i'es perois que vous rapporteriez les plus notables actions qui se passent à Loudun, & que vous prouueriez directement qu'elles sont si étranges, que la Melancholie ne peut en produi-duire de pareilles, si elle n'emprunte l'aide d'vn bon ou d'vn mauuais Esprit. Mais au lieu de prẽdre cette voye qui estoit la seule que vous deuiez tenir, vous confessez plus qu'on ne veut des forces de cette humeur, & ne faites autre chose que soustenir *qu'il n'y en a point dedans ces filles, & qu'il n'y en peut auoir à cause de leur sexe.*

Pour le prouuer vous faites trois propositions.

La 1. *Que les Femmes n'o[illegible] point de disposition à la M[illegible]lancholie.* La 2. *Que tou[illegible] Melancholie est chaude & s[illegible]che.* La 3. *Que la Mel[illegible]cholie Hypochondriaque [illegible] laisse pas d'estre fort chau[illegible] encor qu'elle soit la plus froi[illegible] de toutes.*

* La 1. est conceuë en termes exprés dãs la 4. & 5. page de vostre liure. Les deux autres dans la 13 Leur confirmation est depuis la 7. page iusques à la 26.

Elles sont toutes tre[illegible] contraires à l'Experie[illegible] à la Doctrine des Me[illegible]cins, & à la Raison.

Pour la 1. l'Experienc[illegible] nous apprend si manif[illegible]stemēt qu'elle est fauss[illegible] qu'il ne faut auoir aucu[illegible] ne connessance, Ie ne dy pas de la practique de la Medecine, mais de ce qui se passe communement dans le Monde pour en douter; Car no9 voyons tous les iours des Femmes melancholiques ou furieuses, tellement preoccupées de leurs Imaginations, qu'il n'y a point de Raison qui les en puisse diuertir, vous pouuez à present connoistre ceste verité aux petites Maisons.

Aussi n'i a t'il point de

Medecin* qui ait écrit de cette matiere qui ne face mention des Femmes; Hippocrate en parle si clairement que l'on diroit qu'il a voulu faire vostre proces.

* *L'autorité.*

Au liu. des malad. des Vierges.

Φοβέονται οἱ ἄνθρωποι ἰσχυρῶς ὥστε παραφρονέειν καὶ ὁρῆν δοκέειν δαίμονας ἐφ' ἑαυτῶν δυσμενέας, ἔπειτα ἀπὸ τῆς τοιαύτης ὄψιος πολλοὶ ἤδη ἀπηγχονίσθησαν.

Les Hommes & les Femmes delirent par fois de telle sorte, qu'ils s'imaginent voir des diables qui les tourmentent si cruellement que plusieurs se sont étranglez pour de semblables visions.

Il adioûte que cette Melãcholie eſt bien plus familiere aux Femmes qu'aux Hommes, parce qu'elles ont l'Eſprit plus foible Πλέονες * αἱ γυναῖκες ἢ ἄνδρες, ἀθυμοτέρη γὰρ καὶ ὀλιγοτέρη φύσις ἡ γυναικείη; Ariſtote ſemble auoir pris de cet endroit ce qu'il dit au 9. liure de l'Hiſt. des Anim. ἔστι δύσθυμον μᾶλλον τὸ θῆλυ τοῦ ἄρρενος καὶ δυσπαλητότερον.

* Plures Mulieres quam viri. NOTEZ.

Si les Femmes peuuent eſtre Maniaques, qui doutera qu'elles ne puiſſent eſtre Melancholiques? Or qu'elles puiſſent estre Maniaques, le mesme Hippoc. l'a dit expressément en l'Aphor. 40. du 5. liure.

Γυναιξὶν ὁκόσῃσιν ἐς τοὺς τίτθους αἷμα συστρέφεται μανίην σημαίνει.

Quibuscumque Mulieribus sanguis ad Mammas colligitur FVROREM significat.

Aretæus * le dit aussi en ces termes ἐμμάνησαν ποτε αἱ γυναῖκες, *nonnunquam* Mulieres *FVROR* infestat.

* *De causis Diuter. affect. lib. I.*

faute de l'Imprim[eur]

Galien au liu. *de Curat. per sang. miss.* dit que les Femmes sont suiettes a toutes sortes de Maladies, mais en particulier il écrit * qu'elles peuuent estre Melãcholiques par la suppression de leurs Mois. ὅταν ἐπέσχηταί τις αἱμοῤῥοῒς, ἢ καταμήνια ταῖς γυναιξί. * 3. de locis affect.

Aeginete * dit la mesme chose au liu. 3 chap. 14. De re med.

Trallianus rapporte l'Histoire de plusieurs Femmes qui ont esté Melancholiques, & de deux entre autres, dont l'vne s'imaginoit que le Monde estoit contenu dans son Doigt, & n'osoit reuerser la Main, de peur de ruiner l'Vniuers de fond en comble : l'autre croyoit ſi bien auoir aualé vn Serpent qu'on ne luy pût oſter cette Imagination, qu'en luy ſuppoſant vn Serpent dans le Baſſin dans lequel on la fiſt vomir.

Sennertus (apres auoir aſſeuré que cette maladie peut arriuer *omnibus naturis*,) fait vn * Chapitre expres de la Melancholie des Femmes, & dit qu'elle eſt fort familiere *Virginibus & Viduis*.

* lib. 1. pract. medic. part. 2. cap. 13.

Qui a t'il de plus clair que ce qu'en dit Arnault de* Vileneuue? *Qui Cor habent debile(vt MVLIERES) facilius incurrunt in Melancholiam.* I'ay leu la mesme chose dans Liebaut sur le Commẽtaire de l'Aphoris.* que vous auez cité dans la page 16. *Pusillanimitas & cordis langor qualis est in MVLIERIBVS, non parum confert ad timorem & moerorem.*

faute de l'Imprimeur

* De part. operat.

* C'est le 23. du 6. liure.

Vous voyez bien comme ie croy, que tous les Medecins sont contre

Par raison.

vous; Venons à la raiſon.

Pour monſtrer clairement qu'elle n'eſt pas de voſtre coſté, ie n'ay qu'a detruire la ſeconde & troiſieſme de vos propoſitions; Car elles ſeruent de fondement à la premiere, & ſi ie puis vne fois iuſtifier que toute *Melancholie ne vient pas de chaleur & ſeichereſſe*, i'auray ſuffiſamment prouué, *qu'elle n'eſt pas tant incompatible auec le temperament des Femmes comme vous dites.* Pour y paruenir.

Ie ſuppoſe que le mot (MELANCHOLIE) ſignifie deux choſes. 1. Vne Maladie. 2. Vne Humeur; La Maladie a pris le nom de l'humeur qui luy ſert de Matiere, & n'eſt autre choſe *qu'vn delire ſans Fieure, accompagné le plus ſouuent de crainte & de triſteſſe.*

Nous ſommes d'accord de la nature & de la definition de cette maladie; Mais no⁹ differons tout à fait quant à ſa Cauſe; Car vous dites *qu'elle vient toûiours d'vn excés de chaleur qui enflame les deux Choleres*; Et moy ie ſouſtiens que non.

Pour connoiſtre combien vous eſtes trompé en cela, il faut ſçauoir que ce mot (Melancholie) lors meſme qu'il eſt pris pour vne Humeur, peut ſignifier deux choſes. *Le Suc melancholique*: *Et l'humeur Atrabilaire*; Cette derniere ſe fait du premier lors qu'il eſt brûlé & rôty; ou bien par l'aduſtion du *Sang*, ou de la

Bile iaûne, & s'appelle Μέλαινα χολή. Mais le Suc melancholique (c'eſt à dire cette Humeur noire qui n'a point encore eſté embrazée, ni recuite) retient toûiours ſon nom, & s'appelle μελαγχολικὸς χυμός.

Cela ſuppoſé; Il eſt facile de vuider la Queſtion qui eſt entre nous, au moins ſi vous en voulez croire *les Genies de l'Echole Grecque & Latine* : Car encor que ie confeſſe que la Melancholie (que ie prẽdray deſormais pour vne maladie & non pour vne Humeur) arriue fouuent par l'aduftion de la Bile iaune, du Sang, ou du Suc melancholique; Ie nie pourtant que ce foit toûiours, & foûtiens contre vous *que fort fouuent elle n'a point d'autre caufe, que l'Abondance du Suc melancolique qui eft froid & fec.*

L'Imprimeur a oublié vne h[illegible] melancholique

En cette propofition qui eft contraire à la voftre, i'ay deux chofes à prouuer. La 1. Que le Suc melancholique eft froid. La 2. Qu'il est capable de causer la Melācholie sans estre brûlé ny enflamé.

Vous ne pouuez nier qu'il soit froid & sec, sans contredire aux principes de la Physiologie qui nous apprend que de quatre Humeurs qui cōposent & nourrissent nostre Corps, il y en a vne qui répond en qualitez, à la Terre, & à l'Autumne, par ce qu'elle est froide & seiche, C'est vn Suc épais en consistence,

Qu'il est froid.

faute de l'imprimeur

froid & ſec en ſon temperament, ainſi que le décrit Fernel au l. 6. de la Phyſ. *Pars ſanguinis quæ craſſa, frigida & ſicca eſt, melancholicus Succus appellatur; Hanc Medicorum præcipui viſi ſunt* Μέλαιναν καλεῖν χυμὸν ὃ μέλαιναν χολήν.

Gorræus ſur le mot μελαγχολία en parle de la meſme façon; *Cum duæ ſint humoris melancholici differentiæ, vnus frigidus & ſiccus, alter calidior, &c.*

Cela eſt prins de Galien au l. 3. de *locis affectis*, où il dit *qu'il y a deux nota-*

bles differences de cette Humeur, dont l'vne eſt cõme la Lie du Sang groſſiere & épeſſe ſemblable à la lie de Vin, l'autre eſt plus ſubtile, acre & mordicante, &c.

Il appelle la premiere Suc melãcholique; par ce qu'elle n'eſt pas encore Atrabilaire καλεῖν αὐτὸν εἴωθα μελαγχολικὸν χυμόν· μέλαιναν γὰρ χολὴν οὐδέπω δικαιῶ τὸν τοιοῦτον ὀνομάζειν; *I'ay de coûtume de l'appeller Suc melancholique parce qu'il ne merite pas encor le nom d'Atrabilaire.*

Qu'il cauſe la Melancholie.

Or que ce Suc froid & noir puiſſe cauſer la

Melancholie ſans eſtre embrazé, le meſme Auteur l'enſeigne au meſme endroit, ὅτ᾽ἂν πλεονάζει μελαγχολίαν ἐργάζεται *quando abundat melancholiam facit.*

Et au 2. liure des cauſes des Sympt. il dit *que les delires melancholiques ſont cauſez par vn Suc froid.* Μόναι δὲ αἱ μελαγχολικαὶ καλούμεναι παραφρόνιαι ψυχρότερον ἔχουσι τὸν αἴτιον χυμόν.

Andernacus y eſt expres, *les vns,* dit-il, *s'imaginent eſtre vne Montagne, les autres des chiens, & toutes ces eſpeces de Melancholie viennent d'vne Humeur froide,*

Et hæ melancholicæ dementiæ ſpecies originem à FRIGIDO HVMORE traxerunt.

* *Comment. 1. dialog. 8.*

Ie ne m'étõne pas beaucoup que vous n'ayez pas pris garde quelle étoit l'Opinion de ces Auteurs (car vous ne les auez pas leus) mais ie trouue fort étrange, que vous ayez cité Hollier & Aetius, qui depoſent ſi nettement contre vous que ie veux bien m'en rapporter à ce qu'ils en diſent.

Quand on ne cite pas un autheur c'est a dire qu'on ne l'a point leu

La Melancholie, dit Hollier, *se fait par vne Intemperie froide & seiche, & vne Humeur de mesme temperament.*

Qu'en pensez-vous? direz-vous encor que cet Auteur est de vostre party? Ecoutez comme il en parle vn peu plus bas, *vulgaris opinio nobis haudquaquam ita videtur accipienda quasi Melancholia semper ab Intemperie Frigida oriatur.* comme s'il disoit, *Encor que ie scache biē que cette Maladie vient fort souuent d'vne intemperie froide, cependant ie ne suis pas de l'auis de ceux qui croyent qu'elle ne ſe fait point autrement.*

Aetius ne vous fauoriſe pas dauantage, car au meſme endroit que vo⁹ auez cité il dit *que les Melancholiques ſouffrent certains ſymptomes qui ne leur arriuent que par la Froideur de la melancholie.*

Si ie vous fay voir qu'Ariſtote vous condanne, ie m'aſſure que vous n'appellerez pas de ſon Iugement, par ce qu'ē la page 104. vous dites *qu'il n'y a point d'Auteur si puissant que lui pour faire impression sur l'Esprit des Doctes.*

Il appelle fort souuẽt le Suc melancholique, & l'humeur Atrabilaire d'ũ mesme nom, c'est à dire Μέλαινα χολή, mais il reconnoist qu'il y en a de deux sortes, l'vne froide tout à fait, & l'autre extremement chaude.

Διὰ μὲν τὸ ἀνώμαλον εἶναι τὴν δύναμιν τῆς μελαίνης χολῆς, ἀνώμαλοί εισι οἱ μελαγχολικοὶ καὶ γὰρ ψυχρὰ σφόδρα γίνεται καὶ θερμὴ Pour ce, dit-il, *que cette Humeur noire n'est pas d'vne mesme façon, & qu'elle* *a des qualitez opposees & differentes, les Melancholiques ne ressemblent pas les vns aux autres; Et cette difference vient de ce que cette* Humeur *est quelque fois* * *extremement froide, & d'autres fois fort chaude.*

* Notez ψυχρὰ σφόδρα:

Aioûtons à ces témoignages vne Raison; *La Melancholie est vn delire sans fieure auec* * *crainte & tristesse; De to⁹ les Sucs il n'y en a point de si puissant pour causer vne alienation d'Esprit auec peur & tristesse que le Melācholique froid & sec; Il est donc euident*

* *Delirium sine febre, cum metu & mæstitia.*

qu'il n'y en a point de plus capable de cauſer la Melancho*lie que celuy la*; Si vous en doutez, conſiderez quelles ſont ſes qualitez, premieres & ſecondes. Il eſt froid & ſec, noir & épais; Y a t'il rien de ſi puiſſant pour alterer la bonne complexiõ du Cerueau, & troubler la pureté des Eſprits? *Sufficit* (dit voſtre Sennertus) *ad Melancholiam generandam ſi ſpiritus animales naturalem puritatem & luciditatem amittant.*

Si cela eſt, il faut conclure que le Suc melancholique a bien mieux les conditions neceſſaires à produire la Melancholie que vos choleres brûlées ; Puiſque par ſa froideur il diminue la quantité des Eſprits, par ſa ſeichereſſe il les rend capables de conſeruer long temps l'eſpece d'vne forte & opiniatre Imagination , & par ſa noirceur il les priue de leur clarté & ſubtilité naturelle.

Voꝰ me direz (cõme voꝰ faites en la 8. page de voſtre liure) *que cette Humeur n'eſt pas froide de ſoy, & encor que les ſymptomes qu'elle produit portent les couleurs d'vne Cauſe extremement froide, que c'eſt par accident ſeulement, & en conſequence d'vne chaleur étrangere.*

Ie répons que c'eſt en cela que voꝰ vous trompez; car lors que ce Suc froid & noir, remplit les venes, ou le Cerueau, il excite des Symptômes melancholiques par ſoy mesme, sans emprunter le secours d'aucune chaleur immoderée, ni inflammation precedente.

Cela est clair dans Galien & dans Aristote, car lors qu'ils veulent signifier qu'il fait la Melancholie par sa quantité, ils disent ὅταν πλεονάζει ὅταν ὑπερβάλλει; mais pour specifier les accidens qui arriuent lors qu'il est enflamé & Atrabilaire ils vsent de ces mots ἐὰν δὲ ὑπερθερμανθῇ.

Aetius l'explique aussi

bien nettement lors qu'il dit *Porro nigrescit hic Humor supercalefactus, aliquando etiam superfrigefactus ; nam quale quiddam patiuntur Carbones extincta flamma nigrescentes, tale quiddam circa clarum sanguinis colorem frigiditas facit. Et videmus quædam corpora liuida fieri & denigrari à frigiditate.*

Concluons donc, qu'il y a vn Suc melancholique qui est froid de sa nature, & qui en cet état peut causer la Melancholie ; & par consequent qu'il n'eſt pas vray *que toute Melancholie ſoit chaude & ſeiche.*

Vous tâchez pourtant de confirmer cette propoſition * par vne autre, qui eſt encore moins raiſonnable. Vous argumẽtez, *à minori ad maius*, & dites, *Puis que la Melancholie Hypochondriaque, qui eſt la plus froide de toutes, eſt chaude, il faut que les autres le ſoint auſſi* Vôtre ſuppoſition neſt pas vraye, Car tant s'ẽ faut, que l'Hypochondriaque ſoit la plus

* La 3. Propoſition eſt refutée.

Cela est falsifié

froide de toutes les Melancholies, qu'au contraire elle eſt la plus chaude, & afin que vous n'en puiſſiez douter.

*Cela s'entend Cæteris paribus.

Suppoſons (par exemple) qu'il y ait deux Melancholiques, dont la maladie ſoit cauſée par l'Abondance de ce Suc noir & terreſtre que i'ay prouué eſtre froid & ſec, & qu'il n'y ait autre difference entre eux, ſinon que l'vn ſoit frappé au Cerueau,* & qu'en l'autre la cauſe du mal ſoit côte

*Idiopathice.

nuë dans les Hypochondres. Il eſt conſtant que le premier eſt Melancholique purement & ſimplement par l'excés d'vne Intẽperie froide & ſeiche, & par la plenitude d'vne Humeur de meſme temperament, ſans qu'il ſoit beſoin que cette indiſpoſition ſoit reueillée par aucune * inflammatiõ ou chaleur immoderée, au contraire la ſeule quantité de ce mauuais Suc deregle les fonctions de l'Ame, & trouble l'Ima-

Cette ſuppoſition ſera prouuée clairement au 3. point.

gination par la mauuaise Qualité qu'elle imprime aux esprits.

Il n'en va pas de mesme du secõd; Car le Cerueau est assez bien temperé en luy ; Tout le mal qu'il souffre luy vient d'ailleurs , c'est à dire des entrailles qui sont farcies d'Humeur melancholique, laquelle étant de soy froide, épesse & pesante, ne donneroit iamais à la Teste, si elle n'estoit poussée par la chaleur qui l'attenuë

& luy ſert de vehicule. Ce n'eſt pas le plus ſouuent ſa ſubſtance qui occupe le ſiege de la Raiſon, ce ſont ſes vapeurs ſeulement, qui preſuppoſent de la chaleur pour eſtre faites & éleuees; Cela eſt ſi vray que lors que vous auez voulu prouuer par l'autorité des Medecins, que toute Melancholie eſt chaude, vous n'auez point allegué de paſſages que ceux qui parlent de la Melancholie Hypochõdriaque

en particulier, tellement que pour renuerser vôtre troisiéme proposition ie ne vous en puis apporter de meilleurs que ceux que vous auez citez en la sixiéme page de vostre liure; Φλόγωσιν *Vitamque Bilem exurentem.*
Inflammationem circa stomachum excertam.
Incendium cum rubore, &c.

Apres auoir prouué bien amplement que la seconde & troisiéme de vos propositions ne sont pas soûtenables; Ie pourroy vous conuaincre d'auoir mal à propos auancé la premiere; Car ſi toute Melancholie n'eſt pas chaude, les Femmes ont pour le mois quelque diſpoſitiõ à celle qui eſt froide; Mais ie n'en veux pas demeurer là, par ceq; vo⁹ pourriez encor brouiller, & dire, qu'à la verité vo⁹ reconnoiſſez, que la Melancholie pût eſtre quelque fois l'effet d'vne Intemperie froide, *mais que vous n'entendez pas parler de celle la ; & que vous diſputez ſeulement de cette Humeur prodigieuſe qui ne fait des Mi-*

racles que par le moyen de la chaleur qui l'anime.

Outre que cette fuitte ne vous eſt pas permiſe, (par ce que vous parlez de toutes les Melancholies en general & ſans exception) elle vous eſt inutile; Car pour abattre les dernieres de vos defences, & ruiner vôtre diſcours ſans reſource, Ie ſoûtiens contre vous que les Femmes ſont ſujettes non ſeulement à la Melancholie froide, mais encor à celle qui ſe fait par

Que les Femmes ne ſont pas exemptes de la Melancholie qui procede de chaleur.

aduſtion, & qui ſe rafine & recuît par vne chaleur étrangere.

Pour éclaircir cette matiere. Ie ſuppoſe que les Hommes & les Femmes peuuent eſtre Melancholiques en deux façons, ou par vne complexion naturelle, ou par vne diſpoſition contractée par accident. Ceux qui naiſſent de telle ſorte que leur temperament panche du coſté de la Melancholie, y ſont naturellement ſuiets, par ce que cette Humeur a dominé dans les principes de leur generation. Au contraire ceux qui ſont tels par accident, ne ſont pas nez enclins à cette maladie , mais ils ont acquis vne ſeconde Nature par l'vſage des choſes melancholiques. C'eſt ce que veut dire Gal. γεννᾶται δ' ὁ χυμὸς οὗτος ἐνίοις πολὺς ἢ διὰ τὴν ἐξ ἀρχῆς κρᾶσιν, ἢ δι' ἔθος ἐδεσμάτων εἰς τοιοῦτον χυμὸν μεταβαλλόντων,

* Loc. cit.

Et Aetius , *Cognoſcere itaque oportet , quod duplex eſt Melancholiæ ſpecies , quidam enim ex natura , & ab*

* Loc. cit.

initio atram bilem habent, quidam ex mala diæta postea id temperamentum acquisiuerunt.

Cela ſuppoſé.

Ie dy en premier lieu qu'il eſt vray que le temperament des Hommes a plus de diſpoſition à la Melancholie * naturelle que celuy des Femmes, par ce qu'il eſt plꝰ chaud & moins humide, mais cela n'empeſche pas qu'il ne s'ẽ puiſſe trouuer quelques vnes entre les autres qui en ſoint atteintes, d'autant que toutes les

* C'eſt à dire qui vient par vne diſpoſition naturelle.

Femmes ne naiſſent pas ſi froides * & humides, qu'il ne s'en rencontre pluſieurs dont le temperament eſt plus proche de celuy des Hommes que de celuy des Femmes, *ita verum eſt Mares Foeminis eſſe calidiores*, * *vt nihil impediat Foeminam aliquam viro aliquo eſſe calidiorem.*

* *Vous auez reconnu cette verité dans la page* 109.

* *Valeſ. in controu. med. & Phil.*

Cela eſt pris de Galien au 3. liure. *de pulſ. cauſis* c. 3. Car apres auoir dit que generalement parlant, les Hommes ont le poux plus grand que les Femmes, par ce qu'ils ſont plus chauds; Il aioûte *que cela n'eſt pas toûiours vray, comme par exemple, ſi on compare vn Homme froid auec vne Femme* BILIEVSE *& robuſte. Cæterum ſecundum aliquas differentias præter naturam in Muliere pulſum reperies quam in viro longe maiorem, vt * ſi hominem frigido præditum temperamento, molliterque educatum cum bilioſa viragine conferas.* C'eſt de cette Melancholie naturelle qu'Ariſtote croyoit

* Φλεγματικώτερον φύσει.

* παραβαλλόμενον γυναικὶ χολωδεστέρα ϗ ξηροτέρα. Notez.

queles Sibiles & les Bacchantes estoient émeuës, lors qu'il a dit qu'elles auoient τὴν θερμότητα ταύτην μὴ νοσήματι, ἀλλὰ φυσικῇ κράσει, & Ballonius rapporte l'Histoire d'vne Femme qui estoit naturellement melãcholique. *Dubitabamus num à liene morbus esset, quia Virgo* Consiliorum med. lib. 2. hist. 4. *erat NATVRA Melancholica.*

Ie dy en second lieu que la Melancholie qui vient par accident, tant chaude qu'elle puisse estre, est du moins aussi familiere aux Femmes qu'aux Hommes. Elles naiſſent à la verité communement parlant, auec des diſpoſitions contraires à la chaleur & à la ſeichereſſe, mais auſſi il y a tant de choſes qui peuuent changer en elles cette complexion naturelle, que pour dire qu'elles ne peuuent eſtre Melãcholiques, il faudroit ſoûtenir que leur temperamẽt eſt inalterable, & à l'épreuue de toutes les cauſes qui les peuuent échauffer ; *Les Femmes* dites-vous *ſont froides & humides*, que s'enſuit-il de là? que tant qu'elles demeureront en cet état elles ne ſeront point trauaillées de cette maladie chaude & ſeiche dont nous diſputons, mais cela ne prouue pas qu'elles y demeurent touiours, & qu'elles ne puiſſent paſſer à vne diſpoſitiō contraire ;* les veilles, les ieuſnes, la vie ſolitaire, la meditation, l'vſage des viandes chaudes, la cho-

* *Vita ſedentaria, ira, curæ mœrores, vigiliæ huic malo cauſam præbēt.* Sonnertus ὅταν ἐν ἀγρυπνίαις

lere, la triſteſſe, l'amour, la crainte, tout cela les peut échauffer, & rendre leur temperament ſuſceptible de la plus chaude manie.

ϗ πόνοις πλείοσι ϗ φροντίσι ϗ λεπτῇ διαίτῃ προσδιῃτημένοι τύχωσιν. *Gal. 3. de loc.*

Que ſi pour eſtre froides & humides elles ne pouuoient receuoir les diſpoſitions Melancholiques ou Atrabilaires, par ce qu'elles ſont contraires à leur conſtitutiõ, il faudroit par vne conſequẽce neceſſaire qu'elles ne fuſſent iamais trauaillées de fiéures ardentes, ou hectiques, d'Erysipeles, de coliques bilieuses, & autres maladies qui recõnoissẽt pour leur cause efficiẽte vne Intẽperie chaude & seiche.

Cette verité est confirmée par vne belle Sẽtence d'Hippo. au 6. des Epidem. *similiter & biliosum & sanguineum Corpus atrabilariũ fit si non habeat euacuationem; Si les Corps pleins de sang sont priuez des euacuations qui leur sont necessaires, ils se font aussi bien MELANCHOLIQVES que les bilieux.* Pesez

* ὡσαύτως τὸ ἐπίχολον ϗ ἔναιμον σῶμα μελαγχολικόν.

biẽ ces paroles, & vo⁹ trouuerez qu'elles prouuẽt directemẽt ma propoſitiõ.

Ie paſſe outre & ſoûtiẽs cõtre vous qu'elles y ſont plus ſuiettes que les Hommes, par ce qu'il ſe fait en elles vn plus grãd amas de ſuperfluitez qui ſe brûlent, & deuiennent malignes pour auoir lõg temps croupi dans les vênes, ou dedans les entrailles. Les Hommes pour la plus-part ont le Corps rare & ouuert, l'exercice leur fait

Que les Femmes ſont plus ſuiettes que les Hommes à la Melãcholie qui vient par accident.

dissiper beaucoup d'excremens par insensible Transpiration; Les Femmes au contraire demeurent dans l'Oisiueté, leur corps est moins transpirable, la chaleur, les Esprits & les humeurs demeurent au dedans, & contribuent tous ensemble à la generation des maladies Melancholiques.

Ραθυμοτέρῃσι διαίτῃσι χρέονται. Hipp. de diæta lib. 1.

Cette pensée est confirmée par Aristote en la section 10. de ses Probl. où il dit τὰ τῶν γυναικῶν σώματα ἧττον εὔπνοα ἢ τὰ τῶν ἀνδρῶν, *les corps des Femmes ſont moins ouuerts, & n'ont pas la tranſpiration ſi libre que ceux des Hommes.* Galien au liure que nous venons de citer, *taceo corpus virile ad perſpiratum eſſe optime comparatum, purum & vacuum excrementis neque compreſſum, foeminis autem contrario modo diſpoſitum,* C'eſt ainſi que raiſonne Ballonius ſur la maladie de cette Fille melancholique; *Cum Mulier ſit, vniuerſali Mulierum conditione cutim aſtrictam habet, ita vt*

* *C'eſt au 3. de pulſuum cauſis.*

non ſit mirum ſi facile de ſtatu ſanitatis deiiciatur.

Iugez de là ,que ce qui manque aux Femmes dans l'actiuité & l'Energie de la chaleur naturelle, eſt plus que ſuffiſamment recompenſé par la ſuppreſſion & par la pourriture des ſuperfluitez, par ce que *idem putredo efficit quod vehemens incendiū.*

Fernel.

C'eſt ce qui a fait dire à Hippocrate *que la Femme eſt plus chaude que l'Hōme.*

Calidiorem habet ſanguinem & propterea calidior eſt quam vir.

θερμότερον ἔχει τὸ αἷμα ἡ γυνὴ, καὶ διὰ τοῦτο θερμοτέρη ἐστὶ τοῦ ἀνδρός.

A la verité ſi vous regardez les principes de la generation des Hommes & des Femmes, vous trouuerez que les Hommes ſont plus chauds, par ce que ἀπ' ἀρχῆς ἐν τοιούτοισιν ἑκάτερα ἐγένετο, *ab initio ex talibus ortum habent*, mais d'autre part, ſi vous conſiderez la façon de viure des Femmes, & qu'il y a vne infinité de cauſes qui les rempliſſent, & qui alument vn feu de ſuppreſſion dedans leurs venes, vous confeſſerez

* τῶν δὲ πάντων τὰ μὲν ἄρσενα θερμότερα. *Hip. de diæta.*

qu'en quelque façon elles ſont plus chaudes, & direz auec le meſme Auteur Ἀνδρὶ τὸ σῶμα οὐχ ὑπερθερμαίνεται ὑπὸ πληθώρης ὡς τῇ γυναικί, *le Corps de l'Homme ne s'échauſe pas tant par la plenitude que celui de la Fẽme*, comme s'il diſoit; Ie n'entens pas que la Femme ſoit plᵒ chaude que l'Hõme par les loix de ſon Temperament naturel, mais ſeulement par accident lors que ſõ * Corps eſt abreué de ſang, & ſes vaiſſeaux ſi pleins, que la

* πληρουμένων τῶν σαρκῶν.

quantité excite vne chaleur contre nature qui ſurpaſſe beaucoup la naturelle ; En cet état elle eſt toute en feu, ſes Eſprits ſont * agitez & émeus καιομένης τῆς κοιλίης ὑπὸ τῶν μητρέων ἐουσέων πληρέων αἵματος. Ainſi ie conclu, que quand ce diuin Eſprit n'auroit point ailleurs prononcé abſolument πλέονες γυναῖκες ἢ ἄνδρες, il ne faudroit pas laiſſer de ſoûtenir en cet endroit, que les Femmes ſont plus ſuiettes que les Hommes, à la Melan-

* *Ardet anxia eſt.*

cholie qui ſe contracte par maladie, puis qu'il eſt vray qu'elles ſont plus chaudes οὐ διὰ φύσιν ἀλλὰ διὰ νόσον.

* Non naturâ ſed morbo.

Ariſtote.

Cette doctrine eſt receuë non ſeulement des Medecins, mais encor des Theologiẽs qui (lors qu'on leur demãde pourquoy les Femmes ſont plus ſouuent trauaillées des Demons que les Hõmes) reſpondent ordinairement, que cela arriue par ce qu'elles ſont plus affligées des maladies melancholiques, lesquelles donnent accés au Demon, *quia succus melancholicus maxime omnium paratus est ad desperationem adigere, quam Dæmones maxime exoptant*. Vales.

Ie dy en troisiéme lieu, que quand il seroit* vray que les Femmes ne sont pas si souuent trauaillées de cette Máladie, que les Hommes, vous n'en pourriez tirer autre consequence sinon qu'elles en sont plus cruellement traittées,

* Que les Femmes en sont plus mal-traittées que les Hommes.

& plus violemment agitees, par ce que la Melancholie estãt plus opposée à leur Temperament, elle les éloigne dauantage de leur constitution naturelle.

Cette conclusion est conforme à la doctrine des Medecins, fondée sur cet Aphorisme. *Minus periculose ægrotant ii quorum morbus est congener, & familiaris naturæ, ætati, &c* Aristote explique ces paroles, & dit que la cause est plus violente qui fait vne maladie chaude & ſeiche dans vn Temperament froid & humide qu'en vn autre; Ainſi quand les Femmes ſont atteintes de Melancholies atrabilaires, leurs Symptomes doiuent eſtre plus fâcheux & plus extraordinaires, d'autant que l'humeur eſt bien bouillante & bien maligne, qui pouſſe vne Femme iuſques dans l'Extaſe & la Furie, en dépit de la reſiſtence qu'y apportent les qualitez naturelles à

ſon ſexe, c'eſt ce qu'Aret
a remarqué. *Mulieres furor*
infeſtat cum ipſarum vteri ad
congreſſum apti euaſerint, aliæ
vero haud ita facile, ſed admo-
dum acerbè, in furorem agun-
tur.

* Loco cit.

Andern. parlant de la Melancholie dit qu'entre toutes ſortes d'aages, & de ſexes, les Femmes en ſont plus cruellement affligées, *ſi ætatem ſpectes, iuuenes, conſiſtentes, ſeneſque, inter hos fæminæ grauius illo morbo affligi ſolent.* Et Leonus, *Melancholia quæ Mulieribus accidit est deterior, nam propter subiecti disconuenientiam præsumitur oriri à fortiori causâ.*

Disons pour conclusion, que cette fâcheuse maladie ne suit pas toûiours les conditions du Temperamēt, mais qu'elle demeure attachée à vne certaine qualité occulte, qui se glisse aussi facilement dans les venes des Femmes, que dās la teste des Hommes, auec cette difference pourtant qu'elle est bien plus maligne en celles là, par

ce que la matrice se ioin
auec elle, & luy aioûț
vn venin particulier q
la rend plus furieuse; D
là viennent μητρομανίαι Garr
litates, Furores vteri, &c.

Ie pense auoir ass
clairemẽt refuté les tro
propositions de vôt
second point, puis q
i'ay prouué que tou
Melancholie n'est p
chaude, & qu'il n'y
point de priuilege dan
le sexe des Femmes q
les puisse garãtir de cett
maladie; Partant M

Duncan demeure iuſtifié, & les perſonnes raiſonnables iugeront bien que ſans eſtre Aueugle, ou ignorer le Temperament des Femmes, il a peu douter ſi les R. de Loudun n'eſtoint point Melancholiques, en vn temps principalemẽt auquel pluſieurs ſignes, qui ont depuis confirmé la poſſeſſion, n'auoint point encor paru.

EXAMEN
DV III. POINT.

APRES auoir di[illegible]
couru de la M[illegible]
lancholie en gene[illegible]
ral, Vous venez aux esp[illegible]
ces particulieres, Et pou[illegible]
faire voir que les R. R[illegible]
de L. ne sont point inc[illegible]
modées de celle qui e[illegible]
propre au Cerueau, vou[illegible]
dites,* *qu'elle ne peut arriu[illegible]*
sans inflammation, laquelle e[illegible]
preque inconceuable dans v[illegible]
partie froide & humide; [illegible]

* Page 30. de vostre liure.

que si elle se faisoit dans le Cerueau ce ne seroit pas vn moindre miracle que de voir du feu brûler dãs vne Riuiere sans artifice.

Ce Discours contient deux propositions, l'vne affirmatiue, & l'autre negatiue; L'affirmatiue & la premiere est telle. *l'Inflammation du Cerueau precede toûiours la Melancholie idiopathique.*

La seconde & la negatiue, *que cette Inflammation n'est pas plus possible que de voir le feu brûler dans vne Riuiere sans artifice.*

Elles sont toutes deux fausses.

Pour la premiere ; Ell'a les mesmes defaux que celles ausquelles ie viens de répondre ; c'est à dire qu'elle est directement opposée à la doctrine des Medecins & à la Raison. Et si vous voulez prendre la péne d'examiner attentiuemẽt ce que nous auõs dit au second point, vous trouuerez que les mesmes choses (qui prouuent que la Melancholie en general ne presuppose pas toûiours vne inflammation,) valēt aussi pour cette espece qui est propre à la Teste; Mais si vous estes resolu de tenir iusques à l'extremité, & si vous refusez de vous rendre que premieremēt on ne vous apporte des preuues qui parlent du Cerueau en particulier, écoutez ce que dit Gal. au 3. *de loc.* parlant du Suc melācholique froid, & non enflamé, ὅταν πλεονάζει ἐν αὐτῷ τῷ τοῦ ἐγκεφάλου σώματι μελαγχολίαν ἐργάζεται. marquez ces mots *in ipso cerebri corpore.*

Au Tr. des malad. melanc.

Du Laurans que vous auez cité dans vos marges dit expressément *que la Melancholie qui se fait par l'Intemperie froide du Cerueau est accompagnée de tant, & de si fâcheux accidens qu'elle doit émouuoir vn chacun à compassion.*

Ie sçay bien que ce que vous dites arriue quelque fois, mais non pas toûiours. C'est ce que Rondelet a distingué dans sa methode; *Aliquando cerebrũ tantum afficitur, vel quia partis intemperie humor melancholicus cumulatur, vel quia post capitis inflammationes illic relinquitur.*

Il se trouue en effet des Melancholies qui suiuēt la Phrenesie, ou la Fieure chaude, mais aussi, Il y en a beaucoup qui ne recōnessent point d'autre cause que l'Intemperie froide & seche, laquelle affoiblît tellement le Cerueau, qu'au lieu de faire son profit de la nourriture qui luy est ordōnée, il

O

la tourne en vn mauuais Suc, qui altere les Eſprits, & les rẽd inhabiles aux operatiõs de l'Ame. C'eſt ce que veut dire faute de l'Imprimeur Arnaut de Vilen. *Cauſa coniunćta Melancholiæ, eſt mala qualitas ſpirituum & cerebri, declinans multum ad frigiditatem*; Et Sennertꝰ. *Melancholicam diſpoſitionem inducit Succus melancholicus in capite, cumulatus ob intemperiem CEREBRI frigidam & ſiccam.*

La ſeconde propoſition eſt auſſi peu vraye que la premiere; Elle eſt fondée ſur vn raiſonnement qui vous a déja trompé vne fois; Il eſt vray que vous errez conſequemment, car apres auoir aſſeuré que les Femmes ne peuuent eſtre Melancholiques, par ce qu'elles ſont froides & humides; Vous ne pouuiez moins faire que de ſoûtenir que le Cerueau ne peut receuoir d'Inflammatiõ, par ce qu'il eſt auſſi froid & humide; Mais tout ainſi que ie vous ay prouué que le Temperamẽt des

Cela est faux, ce Mr. ne dit autre chose sinon qu'elles n'y ont pas tant de disposition que les hommes.

Femmes n'empesche pas qu'elles ne soint souuant atteintes de Melancholie, de mesme il est facile de verifier que le Cerueau (pour estre froid) n'est pas incapable d'Inflammation.

Si ie ne voulois détruire vôtre opinion que par les principes generaux, il me suffiroit de vous rapporter ce que i'ay * dit, qu'il y a plusieurs causes contre Nature dont la violance est telle qu'elles alterent le Temperamēt

* Au 2. point.

de tout le Corps, ou de quelques vnes de ſes plus nobles Parties, & qu'vne cōplexion naturelle, pour eſtre froide n'eſt pas à couuert des maladies chaudes, autrement ce precepte de la Methode ſeroit inutile & impertinent.

Calidus morbus in corpore naturâ frigido eget frigidioribus.

Siccus in corpore natura molli & humido eget humidioribus.

Mais ie vous veux

faire connestre en particulier, combien en ce qui regarde l'Inflammation du Cerueau, vostre opinion est élongnée de celle des Maîtres de l'Echole.

La Phrenesie n'est point vne maladie aussi rare à voir que le feu & l'eau ensemble, & cependant selon la plus-part des Medecins elle n'est autre chose qu'vne inflãmation de Cerueau. *Phrenitis*, disent Fern. & Andern. *fit semper ex proprio cerebri affectu, & ex*

Inflammatione aut Erysipelate. Et Galien au 3. de Symp. caus. *Phrenitis non simpliciter ob calidos Succos accidit, sed cum inflammationem in Cerebro aut Membranis eius producunt.*

Vous me direz peut-estre que vous estes de l'opinion de ceux qui croyent que la Phrenesie n'est pas vne maladie du Cerueau, mais des Meninges seulement, & par consequent que ces autoritez ne font rien contre vous; Quand cela seroit comment vous deffendriez-vous de celle d'Hipocrate qui décrit particulierement l'Inflammation du Cerueau, en ces termes? ὁκόταν ὁ ἐγκέφαλος οἰδήσῃ ὑπὸ φλεγμασίης ὀδύνη ἴσχει ἅπασαν τὴν κεφαλὴν, μάλιστα δὲ ὅπῃ σταίη ἡ φλεγμασίη: Et ailleurs parlant du Malade- οὐχ ὁρᾷ τῶν ἐγκεφάλου φλεγμαίνοντος.

Que répondriez vous à P. Ægin. qui dit expressement que le Cerueau souffre souuent Inflammation? *Cerebrum inflammatum* * *sæpe intumescit*, & au Chapitre suiuant *fit &*

* *Cum cerebrum ab inflammatione tumuerit, dolor totum caput occupat, maxime qua parte constiterit inflammatio 3. de morbis.*

Depravation, mettant sæpe Inflammatum, pro sæpe intumescit

* *cap. 7. lib. 3. de re med.*

Eryſipelas in Cerebro. Y a t'il rien de plus clair que ce que dit Galien ſur le Commentaire de cet Apho. ὁκόσοισι δ᾽ ἂν σφακελισθῇ ὁ ἐγκέφαλος? Il explique ces paroles de l'Inflammation du Cerueau, laquelle en cet endroit ne peut pas étre priſe pour celle des Membranes qui l'enuelopent.

Tant s'en faut que cette Inflammation ſoit miraculeuſe comme vo⁹ dites, qu'au contraire il y a trois Raiſons qui la rendent assez frequente; La 1. est tirée de la situation du Cerueau, car ayant esté mis au dessus des Entrailles, il reçoit facilement les vapeurs de la Cuisine, & les exhalaisons de tout le Corps; *Effertur in multis teter & inflammabilis vapor, qui spiritus capitis incendit, & calidam intemperiem infert Cerebro.*

faute de l'Imprimeur La seconde, est prise d'vn nombre infiny de Venes & d'Arteres qui l'enuironnent, & qui se peuuent facilement dégorger dans ſa ſubſtance. La 3. par ce qu'il eſt mol & humide, & par conſequent foible, & peu capable de ſe defendre de l'excés des autres qualitez ; I'ay appris cela de Iacotius ſur le Commentaire de l'Aphoriſ. 31. de la 2. ſect. des Coac. *quod vero Cerebrum naturâ frigidum in eum feruorem adducatur, Arteriarum & Venarum multitudo in cauſâ eſt cum infirmitate membri ac mollitie, quæ enim tenerrima ſunt non minus intra quã extra*

Corpus, & gelantur facile & vruntur.

Que ſi par ce mot (Inflammation) vous n'entendez pas vn phlegmon cõme ie l'explique, mais vne ſimple Intemperie chaude & ſeche, ſans matiere, vôtre faute n'en eſt que plus grande, car l'Inflammation priſe de la ſorte (c'eſt à dire pour φλόγωσις) eſt encor plus familiere au Cerueau que le phlegmon; Elle occupe ſi ſouuent cette partie, que ie croirois vous faire tort ſi ie vous accuſois d'auoir dit qu'elleſt auſſi miraculeuſe que de voir brûler du feu dans vne Riuiere ſans artifice.

Outre l'impertinence de ces deux propoſitiõs; Ie remarque en ce 3. point vne faute ſi groſſiere, que iamais vn Ecolier en Medecine ne l'eût commiſe; Elle eſt contenuë en ces paroles, *Mais encor que iuſques icy nous n'ayons rien veu d'aſſeuré dans les deliberations de ceux* Pag. 27 & 28.

du party contraire, il y a grande apparence que c'est à la Melancholie qui s'engendre dans le Cerueau par sa propre Intemperie, ou à celle qui lui vient par la tendresse qu'il a non seulement vers les Entrailles, mais encore vers tout le Corps duquel il recoit les vapeurs, qu'ils imputent ces merueilles, & qu'ils ne s'attaquent pas à celles que nous auons dites, par ce que i'ay fait voir qu'il n'y a pas de fondement.*

* *Qui sont l'Hypochondriaque, & celle de tout le Corps.*

Pour la connestre telle qu'elle est, il faut remarquer auec Gal. au 3. *de*

Symptom. cauſ. que toute Melancholie eſt Idiopathique ou Sympathique; L'Idiopathique * ne fait qu'vne eſpece, la Sympathique en fait deux, dont l'vne vient des Entrailles & des Hypochondres, l'autre ſe fait par le vice de tout le Corps, & pour celà tous les Medecins diuiſent la Melancholie en * trois eſpeces. La 1. eſt l'Hypochondriaque. La 2. eſt celle qui arriue lors que les Venes de tout le Corps ſont plenes

* *Si peut-eſtre on ne la diuiſe en protopathique & deuteropathique*

* ὥσπερ ὁ τῶν τριῶν μελαγχολιῶν διορισμὸς οὕτως καὶ ὁ τῶν ἐπιληψιῶν τρεῖς ἐχουσῶν διαφοράς.

d'vn Suc melancholique ou atrabilaire. La 3. est l'Idiopathique ou essentielle au Cerueau, qui se fait lors que le mal est propre à cette partie, c'est à dire *cum Melancholia in cerebro localiter generatur.*

Ces trois especes quoy que differentes ont cela de commun, qu'elles blessent la faculté animale, mais diuersement, car en la troisiéme le Cerueau patît essentiellemẽt & par soy mesme, & dãs les deux autres, il souffre par la faute des parties inferieures desquelles il reçoit, & ressent les incommoditez; elles sont appellées Sympathiques, d'autant qu'elles troublent la Raison par sympathie.

Cela bien entendu. Vous ne pouuez excuser la faute que vous auez faite, d'auoir diuisé cette espece de Melancholie qui est propre au Cerueau en trois autres, A sçauoir, celle qui le touche essentiellement, 2. celle qui le trauaille par le vice des Entrailles ; 3. celle qui luy vient par la ſympathie de tout le Corps ; Car ainſi vous enfermez en cette troiſiéme eſpece les deux premieres, ou bien au lieu des trois réconnuës par to⁹ nos Auteurs, vo⁹ en faites cinq ; Qui ſont, L'Hypochondriaque, de laquelle vous auez parlé depuis la 8. page de vôtre liure, iuſques à la 22 ; Celle de tout le Corps, à l'excluſion de laquelle vous auez trauaillé depuis la 22. page iusques à la 26. celle qui est propre au Cerueau, que vo⁹ faites passer pour impossible dans la 30. page; Et les deux dernieres ausquelles ie suis d'auis de donner vôtre nom, par ce que vous les auez inuentées, dont l'vne attaque le Cerueau par le vice des Entrailles,* l'autre de tout le Corps.

* *Celles là sont décrites depuis la page 32. iusques à la 36.*

Et afin que vous ne pensiez pas que ie vous trompe, Examinons vos paroles de plus pres; Vo⁹ dites que *M. Duncan n'en veut pas aux deux* * *premieres especes, par ce que vous auez fait voir qu'il n'i a point de fondement; Mais qu'il y a plus d'apparence qu'il s'attache à la troisiéme qui vient au Cerueau par sa propre intemperie, ou bien à celle qui l'afflige par la sympathie qu'il a auec les Entrailles, ou auec tout le Corps.*

* *Qui sont l'Hypochondriaque, & celle de tout le Corps.*

Quelle difference mettez vous entre ces deux premieres especes que vous auez refutées, & ces deux dernieres icy qui donnent au Cerueau par le vice du Corps ou des Entrailles? ſi vous les iugez differentes ; vous faites cinq eſpeces au lieu de trois ; Si auſſi vous confeſſez (comme il eſt vray) qu'elles ne ſont qu'vne méme choſe, il faut que vous demeuriez d'accord, que voſtre diuiſion eſt impertinente, non ſûlement en ce qu'elle enferme le tout en vne partie, mais encor par ce qu'elle enueloppe deux formelles contradictions,

& rend vôtre liure ſi ob-
ſcur qu'il eſt impoſſible
d'y trouuer vn ſens qui
ſoit iuſte & raiſonnable.

Quoy que ie ſois aſſeu-
ré que vous ne pouuez
vous defendre de cette
faute, ie ne laiſſeray pas
de vous en conuaincre
encore plus nettement
dans la reueuë de vos
marges, lors que ie feray
voir que ces paroles (*Melancholia* Cerebrũ afficiens idiopathice aut per ſympathiam*)
ne peuuent appartenir à
vne ſeule eſpece de Me-

* *Qui ſont à la marge de la page 27.*

Cette marge est corrigée par m...

lancholie , mais à toutes en general.

EXAMEN DV IV. POINT.

DEPVIS la 26 page de voſtre liure iuſques à la 36. vous faites vn long diſcours de la nature & des forces de l'Imagination, & ſans prendre garde, que vous diſputez contre vn Homme que vous ne pouuez conuaincre ſans luy montrer que ſa creance chocque les principes, & les maximes vniuerſellement receuës ; Vous confeſſez ingenument que l'opinion que vous voulez combattre eſt approueée de tout le monde, & dites, *c'eſt vne faute, d'autant plus étrange qu'elle eſt generale, & ordinaire à beaucoup d'autres auſsi bien qu'à M. Duncan, de dire que l'imagination ſe trompe, ou qu'elle eſt bleſſee* ; Et ailleurs, *l'Imagination n'a pas vn ſi grand pouuoir que la pluſ-part du monde pense.*

Quelle hardiesse; Vous qui n'auez qu'vne Teinture tres legere de la Philosophie, vous entreprenez de reformer les opinions qui passent dãs l'approbation generalle, Vous osez bien reprẽdre vn homme consommé dans cette matiere, qui a plus pratiqué que vous n'auez leu, & plus enseigné que vous n'auez vécu; Apres cela ie n'attens plus autre chose de vous sinon que vous faciez des leçons à Plaute & à Terence ſur la langue latine.

Encor ſi vous l'attaquiez ſans luy donner de l'Auantage, i'excuſerois pût-eſtre vôtre courage, mais afin qu'il ne manque rien à vôtre temerité vous luy donnez tout ce qu'il pourroit pretendre apres vne longue diſpute, & demeurez d'accord que ce qu'il dit eſt approuué de tout le monde; Si cela eſt, il n'a plus à ſe deffendre, ſa Cauſe eſt gaignée, ou bien il ne voudra pas ſe ſeruir de ce paſſage que vous luy fourniſſez vous-meſme ſur la fin de vôtre diſcours.* *Dans les choſes difficiles & occultes l'Opinion la plus raiſonnable eſt celle qui eſt plus ſuiuie par les perſonnes de bon ſens.*

* *In rebus difficilibus & occultis. Reſponſiones magis ſenſatis ac rationibus conſonæ ſunt magis recipiendæ quam oppoſitæ.*

Paſſage depraué par le Cenſeur

Pour auoir ſuiet de dire vos nouuelles penſees, Vous feignez que plusieurs honneſtes Gens vous ont fait cette Obiection; *Que la preſence des Exorciſtes, & l'appareil des coniu rations, réueille la phantaisie des RR. de L. & leur fait produire des actions qui ne se se roint pas en elles à point nommé toutes les fois qu'on les exorcise, si leur Imagination frappee de cet obiet, ne donnoit le branle aux humeurs & aux Esprits, pour executer reglément les symptomes qu'elles souffrent.*

Pour satisfaire à cette obiection vous répondez trois choses 1. Que si les Agitations de ces Filles pouuoint étre excitées par l'effort de l'Imagination, à l'aspect des instrumens qui seruent aux exorcismes, il s'ensuiuroit qu'elles ne seroint point trauaillées hors de là.

2 Qu'il faudroit que l'Imaginatiõ fût aussi puissante que Dieu pour faire qu'vn Melancholique fût possedé pour auoir crû l'estre.

3. Qu'on ne doit point rapporter ces symptomes à l'Imagination, puis qu'elle ne pût estre blessée ni corrompuë.

Encor que ie n'aye iamais crû que ce qui se

passe à Loudũ soit vn effet de l'Imagination deprauée ; Cependant vos Repõses seroint capables de me le persuader, Car elles sont fondées sur des principes si éloignez de la Raison, & sur des consequences si mal tirées, que ie pardonne à ceux qui se sont imaginez, que vous trahissiez la cause de ces bonnes Filles.

Et affin de les examiner par ordre (sans manquer au respect que nous deuons à ces deuotes Religieuſes,) Suppoſõs qu'il n'eſt pas queſtion de leur fait, & qu'il s'agît entre vous & moy d'vn Homme inconnu qui croit auoir le Diable au Corps Ie dy *que ce n'eſt pas vne choſe étrange ni miraculeuſe que ce pauure Melancholique ſoit agité toutes les fois qu'on l'exorciſe, d'autant que ſon Imagination eſt émeuë à l'aſpect des choſes* **Saintes qui reueillent ſa folie.*

* Examen de la 1. Reponce.

Vous ne pouuez comprendre que l'Imagination ait cette puiſſance, par ce qu'il s'enſuiuroit qu'il n'auroit point ces Agitations hors de là.

Cette conſequence eſt ridicule, affin que ie ne die pas ignorante; Car il ſe trouue des maladies dont les ſymptômes ſont excitez quaſi quand on veut, & ſi pour cela ils ne laiſſent pas de reuenir en d'autres temps. Par exemple. Celuy qui s'imaginoit eſtre Coq, battoit des bras & chantoit luy même lors qu'il entendoit le Coq chanter;

Et encor que le chant du Coq fût l'obiect exterieur qui le pouſſoit à faire ces actions, ce-pendant il ne laiſſoit pas de les pratiquer en d'autres temps. Si quelqu'vn ſe perſuade eſtre enragé, il fait l'enragé toutes les fois qu'on luy fait voir de l'Eau, il frappe, il mord, il écume, il a les yeux ardens & furieux, & quoy que cela luy arriue à point nommé par la rencontre d'vn obiet exterieur, il ne laiſse pas de faire & de souffrir les mémes choses sans qu'il luy soit presenté ; Cela estât ainsi pourquoy trouuez-vous étrange que celui qui pense estre possedé, fremisse à l'aspect des choses Saintes, & soit agité en presence des Exorcistes? S'il est vray ce que vous dites, que celui qui s'imagine estre de beure, ne voit iamais le feu qu'auec des *Cris épouuentables, Il n'est pas moins raisonnable de croire, que celui qui pen-

* page 123.

ſe eſtre demoniaque, ne voit point la Croix ni l'Eau beniſte, de ſang froid comme des choſes indifferentes.

Nous pouuons confirmer cela, par la comparaiſon d'autres maladies. Celuy qui eſt ſuiet au Vertige ne peut regarder vne Roüe, ni de l'Eau qui tourne ſans tomber. Vne bonne odeur preſentée au nez d'vne Femme Hyſterique luy donne le mal de Mere, & la porte iuſques aux Conuulſions; Il y a pluſieurs choſes qui font tõber en vn inſtãt vn Epileptique, comme la fumee du Galbanum, ou d'vne corne de Cheure ; Vn verre d'Eau en fait autant à celuy qui eſt veritablemẽt enragé ; Et encor que la Corne de Cheure, l'Eau, & autres ſemblables choſes, ſoint des obiets exterieurs qui meuuent tellement la Cauſe de ces maladies, qu'ils les font pareſtre à point nommé, Cependant elles ne laiſſent pas de ſe produire toutes ſeules à d'autres temps, par la ſeule force de leurs Habitudes, & de leurs Cauſes cachées au dedans. De meſme celui qui c'eſt imaginé auoir le Diable au Corps, peut eſtre tellement touché de la veuë des choſes Saintes, qu'il fera l'Enragé, & le Furieux, non ſeulement par fineſſe pour imiter les actiõs des poſſedéz, mais encore par ce que ſa Bile emeue par cet obiet, luy fait souffrir de veritables symptômes, qui pour estre causez reglément, & quasi quand on veut, ne laissent pas pour cela de reuenir, soit de iour, soit de nuit pour d'autres occasions.

Si vous considerez cette comparaison dans toutes ses parties, vous trouuerez qu'elle explique clairement la chose de laquelle nous disputons, puis qu'elle fait voir qu'il y a des Maladies dont les causes peuuent estre meuës par des *Roüës ou des Ressorts exterieurs*, ſans que pour cela il leur ſoit impoſſible de s'ébranler à d'autres temps ; Et partant vôtre premiere Réponſe eſt nulle & ſans force.

La ſeconde eſt tout à fait ſans iugement. Car il n'y a perſonne qui croye que le Melancholique qui penſe eſtre poſſedé, le ſoit en effet: Ainſi vous n'auez pas raiſon de dire. *Il faudroit que l'Imagination fût auſsi puiſſante*

Examen de la 2. Réponce

que Dieu, pour faire qu'ũ Melancholique fût possedé pour auoir crû l'estre.

Si vous eussiez entendu la pensee de M. Duncan, ou de ceux qui accusent l'Imagination troublée de pouuoir quelque chose en cette matiere, iamais vous n'eussiez fait cette Repartie. Car ils ne disent pas qu'vn Hõme soit Demoniaque pour auoir crû l'estre, mais seulement que l'Imagination d'auoir le Diable au Corps luy fait imiter

& souffrir quelques passions des veritables possedez.

Vous ne laissez pourtant pas de reprendre cette proposition, comme si elle auoit esté Auancée par vn autre que par vous mesme,* Vous allez chercher des Raisons iusques dans les Idées de Dieu pour la détruire, Et apres auoir fait le Theologien vous finissez en tres mauuais Philosophe par ces paroles, *les Imaginations des*

* Page 46.

Hommes n'ont pas cette vertu de faire eſtre reellement leurs Eſtres de Raiſon.

C'eſt en cela que vous faites pareſtre que vous n'auez guere leu les bons Auteurs , Car il y en a pluſieurs qui maintiennent que cela n'eſt pas impoſſible, & diſent qu'il ſe rencontre aſſez ſouuẽt *qu'vne viue & forte penſée de quelque choſe, fait eſtre reellement la choſe imaginee.*

Ie ne veux point en cet endroit me ſeruir de l'autorité d'Auicene , d'Auerroes, & autres de leur secte, qui soûtiennẽt que l'Imagination est si puissante, qu'elle pût agir non sûlement sur son propre Corps, mais encor sur des Matieres éloignées, & ne croyent pas impossible à cette Faculté de mouuoir & alterer les Elemens sans Instrument corporel, *influit (vt illi aiunt) anima humana forinsecus & est naturæ Intelligentiarum cælestium, quare vt illæ intelligendo mouent orbes, & multiplices vires*

* Iales. in controuer. phil. & Med.

infundunt in elementa, ita nihil est improbabile nostram animam cum vehementius rapitur imaginatione forti extra materiam, operari extra materiam.

Ie veux encore moins employer ce que dit Crollius dans sa Preface, *quicquid videmus in maiori mundo hoc idem potest imaginatio producere.* Et plus bas, *Imaginatio exaltata, & firmissimè fidei naturali seu ingenitæ miraculorum ianuæ coniuncta, habet potestatem producendi operationes mirabiles, &c.*

Autheurs dont se sert m. de l'a t.

Ie vous en pourrois alleguer plusieurs autres qui parlent sans comparaison plus auantageusement de l'Imagination que ceux que vous reprenez, mais ie ne veux rien dire contre vous que ce que ie croy moyméme,* à sçauoir, *que l'Imagination peut quelquefois en certains suiets, non pas en tous, faire estre reellement la chose imaginée, & en particulier, qu'elle pût quelque fois operer la santé, cōme souuent elle cause la mort ou la maladie.* Nous

* Et ce qui peut seruir à la defence de M. D. faub de l'Espinien

voyons tous les iours des experiences qui confirment la verité de cette proposition ; Car, d'où pensez-vous que vienne l'amertume à la bouche de celui qui voit vne Medecine amere & n'i goûte pas, sinon d'vne forte Imagination qu'il a de l'Amertume? N'est-ce pas l'Imaginatiõ qui imprime des marques sur le Corps des petits Enfans dans le ventre de leur Mere? La peur de la Peste, ou de la petite

Verole n'eſt-elle pas fort ſouuent la Cauſe de ces deux * maladies ? Quand cela arriue, il eſt veritable de dire, *que l'Eſtre de Raiſon fait eſtre reellement la Choſe imaginee.* Il y en a qui ont telle horreur des drogues purgatiues, qu'ils ſont émeus en les voyant comme s'ils les auoient priſes ; D'autres ſentent vne ſtupeur aux dents pour entendre le bruit d'vne lime ; * Vn Homme qui baille fait bailler tous ceux qui le

* *Ou autres ſemblables.*

* *Vehemens imaginatio mouet ſicuti apparet ex ſtridore ferri qui dentibus ſtuporem ingenerat. Croll.*

regardent ; I'en connois quelques vns qui ſont ſaiſis du mal de dents, auſſi toſt qu'ils entendēt vne perſonne qui s'en plaint; Vous en trouuerez d'autres qui ne peuuēt oüir parler du Rheume ſans enrheumer au meſme inſtant ; Nous en voyons tous les iours qui gueriſſent de longues & fâcheuſes Maladies,* par des Paroles, des Bilets ou autres ſemblables bagatelles qui n'operent rien d'elles meſmes, &

* Quelques fois il y a du ſort, mais ſouuent il n'y en a point.

ne ſeruent à autre choſe ſinon à mouuoir & frapper viuement l'Imagination. Ce ſont ces exemples, & d'autres ſemblables qui on fait dire à vn grand Perſonnage (que vous auez cité dans vôtre liure auec eloge) ces paroles, *dicam libere, nec enim ſuperſtitioſus homo ſum, neque fabularum amans ſed ueritatis ſtudioſus, tanta eſt vis animi noſtri, vt ſi quid honeſti ſibi perſuaſerit, atque in ea perſuaſione firmiter perſeuerauerit, idipſum quod concipit, agat &*

Ferrerius capite de Homer. Medicat.

V

potenter operetur. Et Valesius, *scire opportet hæc omnia non fieri aliter quam imaginatione.*

Voicy à plus pres comme la chose se fait.

Lors que l'Imagination est viuement attachée à quelque Obiet, elle a en soy, & deuant soy l'Espece & l'Idée de la chose qu'elle s'imagine, Dans cette longue & forte consideration, & contemplation de l'Espece, elle imprime la mesme Image aux Esprits, lesquels estás portez par tout le Corps ſeellez du carractere de la Choſe imaginée, ſont fort ſouuent determinez par ce moyen à produire l'Eſpece reelle dont ils contiennent en eux l'Eſpece intentionnelle. Cela n'arriue pas toûiours, mais ſeulement lors que la Penſee eſt violente ou animée de quelque Paſſion, & que la Matiere ſe trouue diſpoſee à receuoir cette impreſſion. Cela eſt confirmé par Ariſtote quand il dit *que la*

Phātaiſie a la vertu des Choſes, & que l'Eſpece du chaud & du froid, du plaiſant & du triſte, eſt telle comme la choſe meſme, Ainſi quand vne Femme groſſe deſire auec paſſion vne Ceriſe ou vne Fraiſe, l'Eſpece intentionnelle de la Fraiſe eſt viuement & fixement repreſentée à l'Imaginatiõ, qui la communique aux Eſprits, par le moyen deſquels la Fraiſe ſe trouue imprimée ſur l'Enfant qui eſt encor dans ſon ventre.

Que ſi vous m'obiectez que ce n'eſt pas la Fraiſe qui eſt produitte, mais ſeulement ſa figure, Ie vous répondray que c'eſt vne Fraiſe de chair & de ſang, & que la Matiere n'a pas eſté capable de plus, Mais que par tout où la Matiere ſe trouuera ſuſceptible de la choſe meſme dans toute l'étenduë de ſon Eſpece, alors elle y pourra eſtre produitte toute telle qu'elle eſt imaginée; Comme, ſi la Femme cõçoit viuement vn More ou vn Camus, elle ſera vn Enfant noir ou camus en effet, & non pas leur figure ſeulement.

Leuin[9] Lemnius explique cela bien au long au chapitre 4. du premier liure des ſecrets miracles de la Nature. Il rapporte pluſieurs Hiſtoires de ſemblables choſes auenuës de ſon temps; Et puis il conclud, *que lors que la Penſee de quelque choſe eſt forte & vehemente, & que l'Imagination s'y arreſte long temps, elle imprime ſur l'Enfant la* FORME *qui eſt phantaſtiquée.* Et plus bas il aioûte, *les Eſprits ſont portez à la Matrice auſquels ſi l'imagination de la choſe veuë & fort imprimee au Cerueau, interuiẽt, Alors la faculté qui eſt occupee à former le fruit, luy donne la forme qui eſt conceuë. De ſorte qu'il n'eſt pas dit ſans raiſon que l'*IMAGINATION *cauſe la choſe.*

Cela ſe voit encor plus ſouuent dans la peur & l'apprehention de quelques Maladies ; Car ſi

faute de l'Imprimeur

elle eſt forte & fixe, elle cauſe fort ſouuent la Maladie reelle, comme la Peſte, le mal Caduc,& autres. Vous me direz, la crainte de ſoy ne fait autre choſe que troubler le Sang & les Eſprits, & par conſequent la peur de la Peſte n'eſt pas plus capable de produire la Peſte, que toutes les autres maladies qui peuueut eſtre cauſees par l'emotion des Humeurs ou des Eſprits.

I'auouë que l'agitation

des Humeurs,& l'alteration des Eſprits preciſemēt,&de ſoy,ſont choſes indifferentes, qui peuuēt exciter pluſieurs Maladies ; Mais quand cette agitation ſuit vne violente crainte, & vne forte apprehenſion de la Peſte, elle n'eſt plus indifferente, au contraire elle eſt determinée par l'Eſpece intentiōnelle de la Peſte viuement empreinte dās la Phantaiſie, & pour lors les Eſprits que la peur a fait retirer au dedans demeurent liez & retenus au tour du cœur, ſans oſer pareſtre, Et d'autãt qu'ils ſont imbus de l'Idee de cette maladie, ils la produiſent plutôt qu'vne autre par ce qu'ils en portent l'Image. Quand cela arriue l'on peut dire ſans ſe tromper, *que c'eſt l'Eſpece intentionnelle qui a ſerui à l'Imagination de cauſe inſtrumentaire pour produire l'Eſpece reelle.*

C'eſt ainſi que Sainct Auguſtin explique la façon par laquelle Iacob tiroit de ſes Brebis des Agneaux de diuerſes couleurs, *ut (inquit) de varietate virgarum, Pecorum conceptorum color aliquid duceret, fecit hoc anima grauidæ pecudis, per oculos affecta forinſecus, & interius ſecum pro modulo ſuo formandi Regulam trahens.* Et au liure ſecond du meſme œuure, *voluntas circa Imaginem ſenſui impreſſam tantam vim habet, vt ſi admodum violenta ſit, vbi non reſiſtit durior, pigriorque materies viſibilem ſpeciem colorem*

3. de Trinit.

que commutet-

Les Connimbres traittent bien au long cette question *au 1. liure de generat. & corrupt.* Ils concluent nettement contre vous & disent, que les Especes intentionnelles peuuent auec l'Imagination produire les Especes reelles. *Probabile est Animam per suam apprehensionem interdum in proprium corpus, immo & in materiam foetus imprimere qualitates quas apprehendit, licet enim esse intentionale inferioris notæ sit quam reale, id tamen non impediet quominus hoc, per illud tanquã per inſtrumentum gigni poſſit,* Et à la queſtion 30. article 2. du meſme liure, *non debet mirum videri, ſi Anima per adumbratum & intentionale eſſe rei, verum ac perfectum eius eſſe producat.*

A la verité cela n'arriue pas toûiours, mais ſeulement en quelques Suiets qui ſont propres à cela, & qui n'ont point de repugnance à receuoir la forme conceuë & imaginée. Ainſi ſi vous n'e-

faute de l'Imprimeur

ſtes le plus habille Homme du Monde, ce n'eſt pas que vous n'ayez vne forte Imagination de l'eſtre, mais cette Imagination ne vous rend pas tel en effet, par ce que le ſuiet n'y eſt pas diſpoſé.

Que l'Imagination peut beaucoup contribuer à la ſanté ou à la maladie.

Mais ſoit, ôtez ſi vous voulez à la phantaiſie la puiſſance de faire eſtre quelques fois les choſes qu'ell'à viuement conceuës, Vous ne pouuez toûiours luy dénier vn Empire quaſi abſolu ſur les Eſprits, par le moyen desquels elle agît merueilleusement dans nos Corps, & peut beaucoup contribuer à faire la santé ou la maladie. C'est par leur moyen qu'elle donne le branle aux Humeurs pour faire en vn instant des changemens étranges, soit qu'elle les pousse au dehors comme dans la ioye, ou qu'elle les retire, & renferme au dedans comme dans la crainte. Que si elle est blessee de la pensee d'vn affront & d'vne iniure, alors elle donne l'alarme au Cœur, & les Esprits en sont si violemment émeuz, qu'il n'y a plus de regle dans l'œconomie des principales facultez de l'Ame, ni de figure d'homme sur le Visage. C'est ce que veut dire Fracastor, *Maiores multo, & admirandi sunt consensus illi & dissensus qui fiunt specie boni aut mali ad phantasiam delatâ*. Il poursuit, *habet phantasia consensum cum corde maximum, statim enim Cor iisdem speciebus afficitur quibus illa, & ſupra quàm credi poteſt conuocatis ſpiritibus conſentit.*

Diſons donc, que s'il eſt vray que les Eſprits obeiſſent à l'Imagination, perſonne ne peut nier qu'elle n'ait la puiſſance de faire ou empeſcher vne infinité de Symptômes; Car ſi elle leur lâche la bride, & les pouſſe en quelque partie, les Humeurs ſuiuent apres, & au meſme inſtant l'enfleure, la du-reté, la rougeur, & la noirceur y ſuruiennent; Au contraire

* *Spiritus & humores ciet D. Thomas.*

si elle les rappelle, la partie s'abaisse, & deuient pâle incontinent ; Ainsi se font les conuulsions, les palpitations, les tremblemens, les stupeurs, les defaillances, les fureurs, les syncopes & autres semblables accidens qui vous doiuent faire reconnestre que *si l'Imagination n'est aussi puissante que tout le monde pense, du moins l'est-elle beaucoup plus que vous ne croyez pour faire la santé ou la maladie*

Examen de la 3. Reponce.

La troisiéme & derniere Réponſe emporte la piece, car pour iuſtifier qu'il n'y a point d'erreur d'Imagination au fait dont il s'agít, vous dites *que ceux qui croyent que l'Imagination peut eſtre fauſſe ou bleſſee, l'accuſent d'vn defaut qu'elle n'a point, & dont elle n'eſt point capable.* Et à la page 56. *ce n'eſt pas bien fait d'appeller auec le peuple, des fautes d'Imagination ce qui n'eſt qu'vne erreur de Iugement, & ceux qui ont ſi peu penetré dans la nature de l'Amc, ne meritent pas qu'on les croye plus ſcauans que les autres dans celle des Eſprits.*

Ie voy bien que vous ne conneſſez pas à qui vous parlez, car i'ay ſi bonne opinion de vous, que ie m'aſſeure que vous ne voudriez pas traitter de la ſorte Hippocrate, Ariſtote, Galien, Auicene, & les autres, ſi vous ſçauiez bien que ce ſont eux-meſmes qui ont appris au peuple cette façon de parler; Ie ne penſe pas que vous ayez deſſein de les faire paſſer pour Aueugles dans la nature de l'Ame, c'eſt pourquoy i'aime mieux rapporter cette ſaillie à vôtre peu de lecture, que de vous accuſer d'eſtre ſi peu reſpectueux vers tous les bons * Auteurs, que de les enuelopper dans vôtre cenſure, & les appeller des ignorans ;

* *Grecs, Latins & Arabes.*

Vous auez failli, non ſeulement en ce que vous maintenez vne choſe qui chocque le ſens commun, * mais encor en

* *En diſant que l'imagination ne peut eſtre bleſſée.*

ce que d'vne doctrine generalement receuë vous en faites vne erreur populaire.

Pour vous conuaincre de l'vn & de l'autre ie suppose que le mot IMAGINATION signifie deux choses La faculté d'imaginer. Et l'Acte produit par cette faculté. Ainsi quand vous dites* *que l'Imagination conçoit les Phantômes* vous parlez de la faculté, Mais quand vous écriuez ailleurs* *que les Me-*

* Page 49.

* Page 117.

lancholiques ne veulent pas eſtre contredits dans leurs Imaginations quoy qu'elles ſoint ridicules, vous deuez entendre les actes & non la puiſſance qui les forme; Cela ſe diſtingue dans l'Echole par ces mots *Imaginatio in actu primo vel in actu ſecundo*, Cela ſuppoſé

Ie dy en premier lieu que l'on peut dire beaucoup de choſes de l'Imagination priſe pour vne puiſſance, qui ne ſeront pas veritables ſi on les applique aux Actes de cette puissance. Par exemple, quand on dit que l'Imagination peut faillir, cela est veritable de la faculté & non pas des actes, Au contraire, lors qu'on dit que l'Imagination est fausse cela appartient aux operatiōs & non pas à la vertu qui les produit, *[1] *sæpe vis fingendi læditur, constante iudicio quo visa falsa ac mendacia esse agnoscuntur.* *[2] Ces paroles font voir clairemēt qu'il n'appartient qu'à la fa-

[1] *Andernacus comment.* 1. *dialog.* 6.

[2] *Vis fingendi læditur*, voila la faculté, *visa falsa*, ce sōt les actes.

culté de faillir, & aux actes d'estre faux ou mensonges.

Ie dy en second lieu, *que l'Imagination prise pour la faculté d'imaginer peut estre blessée.* Ie le prouue par deux Raisons. La premiere est tirée d'vn principe de Physiologie qui nous apprent que toutes les facultez organiques de l'Ame resident en quelque partie qui leur sert d'organe, & presupposent trois choses sans lesquelles elles ne peu-

Que la Faculté d'imaginer peut estre blessee.

uent bien exercer leurs fonctions, à ſçauoir vn iuſte & loüable Temperament, vne legitime Conformation & Situation de la partie, & vne ſuffiſante quantité d'eſpris bien diſpoſez pour agir: Que s'il arriue que quelqu'vne de ces conditions manque, la Faculté manque auſſi, & eſt bleſſée; D'où ie tire cette concluſion que l'Imagination eſtant vne puiſſance organique qui reſide au Cerueau, elle peut eſtre bleſſee toutes les fois que le Cerueau ſera alteré dans ſon temperamẽt, ou dans ſa figure, ou qu'il manquera d'Eſprits bien diſpoſez pour eſtre employez à l'action d'imaginer. C'eſt pour cela que ceux qui mettent les facultez de l'Ame raiſonnable en trois lieux differens, diſent que l'Imagination eſt bleſſee lors que les premiers ventricules du Cerueau patiſſent.

Cela ſe peut confirmer

par l'exemple des au-autres facultez. Nous disons qu'il y a de la faute dans la premiere Coction quand l'Estomach ne digere pas, soit par ce qu'il est trop chaud, ou trop froid, ou par ce qu'il est si lâche qu'il ne peut retenir les viandes, ou bien faute d'espris, comme il arriue aux vieillards & à ceux qui les employent à quelque forte speculation incontinent apres le repas; Il en va de mesme de l'Imagi-

faute de l'Imprimeur

nation, car elle peut eſtre bleſſée & manquer dans l'exercice de ſa charge pour de ſemblables Cauſes.

Si ie vous demande pourquoy cette faculté n'eſt pas égale en tous, & d'où vient que quelques vns excellent en cette partie, les autres ſont fort Lens & ſtupides; Vous me direz ſans doute que cela procede de la difference de l'Organe, qui rend la vertu d'imaginer plus ſubtile ou plus pesante selon qu'il est biẽ ou mal disposé, Si cela est, vous ne pouuez nier que cette faculté ne puisse estre blessee, car comme d'vn costé la bonté de l'Organe la fait excellente, de l'autre l'alteration & la mauuaise complexion du mesme Organe la peut rendre vicieuse, corrumpuë, ou deprauée.

Dans les grandes Alienatiõs d'esprit, elle n'est pas toute seule offẽcee, parce que la cause du delire occupe le* Cerueau tout entier & eſt aſſez puiſſante pour troubler la Phantaiſie, la Memoire & le Iugement. Mais ſi la cauſe qui fait le deſordre n'eſt pas forte, ou qu'elle trouue les facultez plus diſpoſees les vnes que les autres à receuoir ſon impreſſion, en ce cas l'vne des trois peut ſouffrir, quoy que les autres demeurent ſaines & entieres.

*Si magnũ delirium ſuperuenerit omnes pariter animi facultates perturbantur, modo æquali, modo inæquali iactura. Andernacus, Comment. 1. dialog. 6.

L'Imagination eſt deprauée toute ſeule dans

le Vertige, car celui qui pense que tout tourne aupres de lui, ne pert pas la Memoire pour cela, & il lui reste assez de Iugement pour reconnestre que ce n'est qu'vne fauce apparence, C'est pourquoy tous nos Medecins rangent cette maladie entre les Symptômes de l'Imagination blessée.

faut de l'Imp

Ce Phrenetique dont parle Galien au liure de la differ. des Symptômes, prouue assez clairement que la Phantaisie peut eſtre troublée, il parloit conſequemment, il appelloit les choſes par leur nom, & auec cela il s'imaginoit entendre des ioueurs de flûte dans la ruelle de ſon lict, & s'en trouuoit ſi importuné qu'il commandoit inceſſamment qu'on les fît retirer, cette faute ne pouuoit eſtre imputée qu'à l'Imagination, puiſque la Memoire & la Raiſon n'eſtoient point empeſchées.

Si vous voulez outre

cela des preuues qui parlent expressement de la Melancholie, écoutez ce que dit* le mesme Auteur, *In melancholiâ phantasia in primis læditur, ratio vero nec in omnibus nec multum.* Aretæus l'a suiui en mesmes termes, Et Cornel. Celsus. *au l. 2. de re med. quidam imaginibus non mente falluntur*, marquez ces mots, *IMAGINIBVS NON MENTE*, *c'est l'Imagination qui les trompe, & non pas le Iugement.* Voila tout le contraire de ce

* *2. de caus. symptom.*

que vous dites, Auicene definit la Melancholie *mutatio imaginationum & existimationum.*

Leonus *Melancholia dicitur de ægritudine in qua facultates animales læduntur, non tamen omnes sed imaginatio tantùm.*

* *Idem iisdem fere verbis scribit Anton. ab altomari.*

Fuschius. *Sunt infinitæ eorum imaginationes, quidam se numine afflatos putant,* ἐνθεαστικοὺς *Græci vocant.*

Fracastor n'est pas de vôtre auis, quand il dit *videre se putant ea quorum Imaginationem fecere; hoc*

De intellect. lib. 1.

maximè patiuntur extatici, nam ipsi * *factâ imaginatione fixâ sese videre putant Deos & Angelorum choros, fixam autem Imaginationem facit Melancholia*

La ſeconde Raiſon eſt tirée de ce que l'Imagination ne s'occupe pas ſeulement à conceuoir de ſimples phantômes, comme vous dites, mais outre cela à compoſer ou diuiſer les Images qu'elle a feintes & formées. C'eſt pourquoy elle eſt capable de commettre vne infinité de fautes, car elle peut vnir des Choses naturellemēt separées, separer les continuës, & confondre des especes qui n'ont aucune liaison ny rapport par ensemble. Elle peut attacher des aisles aux Elephans, donner des cornes aux Oiseaux, representer des Cyclopes, des Minotaures & des Chimeres. Elle peut mettre sur le Corps d'vn Homme la teste d'vn cheual, & former vne infinité de Phantômes impertinens ; Et comme ce ne luy eſt pas vn vice d'auoir la puiſſance de les feindre par plaiſir quand il plaiſt à la Volonté, de meſme c'eſt en elle vne imperfection notable de les former ainſi de trauers, par vne mauuaiſe habitude, & d'y eſtre determinée par la mauuaiſe qualité de l'Humeur melancholique, ou par la confuſion des Eſprits.

S'il faut faire vn Raiſonnement, c'eſt elle qui preſente les Images au Iugement, & ſi elle eſt empeſchee, ou troublee par cette fâcheuſe Humeur noire, elle met derriere ce qui doit eſtre deuant, & deuant ce qui doit eſtre derriere, Apres cela ſi la Raiſon ſe trompe, & manque à diſcerner des Eſpeces ſi confuſes, il faut auoüer que l'Imagination a cauſé ce deſordre, & qu'elle a failli la premiere.

Outre la faculté de compoſer, ou ſeparer,

d'ordonner bien ou mal, les Phantômes, Ariſtote donne à l'Imagination la puiſſance de Iuger, c'eſt au liure *de inceſſu animal.* qu'il dit ἡ φαντασία καὶ ἡ αἴσθησις τὴν αὐτὴν τῷ νῷ χώραν ἔχουσι κριτικὰ γὰρ πάντα *la Phantaiſie & le ſens commun occupent la meſme partie que l'intellect, par ce qu'ils iugent*; Si cela eſt c'eſt vne grande ignorance de ſoûtenir qu'elle ne peut faillir, puis qu'elle ne peut pas auoir la faculté de * iuger ſans eſtre ſuiette à faire de bons &

faute de l'Impr.

Aristote mal entendu en ce lieu, où parlant des animaux qui n'ont point d'entendement il dit que l'Imagination et le sens commun jugent en eux, ce que l'Auteur attribue aux Hommes.

* Auec dependence de l'organne.

de mauuais iugemens.

Ie dy en troisiéme lieu, que *l'Imagination prise in actu secundo*, c'est à dire pour les actes de la faculté d'imaginer, *peut estre fausse ou mal faite*. La verité de cette proposition depent & suit euidemment de celle que ie viens de prouuer, car si la faculté d'imaginer est blessee, il faut necessairemẽt que ses actiõs soient deprauées; C'est ce que veut dire Fernel. au chap. 2. *de symptomat. & sign. Phantasiæ functiones*

Que l'imagination peut estre faucé.

læduntur bifariam, vel enim non fiunt vel malè fiunt; Rursus malè bifariam dicitur, vel enim diminutè vel deprauatè.*

faut de l'Imprimeur Quant à la faucete elle leur appartient, non pas purement & simplemēt, mais eu égard à leur obiet; c'est à dire qu'elles ne sont pas en soy necessairemēt fauces ou vrayes, mais seulement par le rapport ou la disconuenance qu'elles ont auec la chose à laquelle elles sont appliquées, par Ex-

Encor la mesme

mot Barbare

emple, Lors que quelqu'vn s'imagine auoir le Nez de verre, cette pẽsee eſt fauce, non pas en ſoy, mais en tant qu'elle eſt rapportée à vn Obiet qui n'eſt pas tel qu'il eſt phãtaſtiqué. Ce Phantôme qui repreſente pour lors vn Nez de verre a cela de vray, qu'il eſt l'Image reelle, & la veritable Eſpece d'vn Nez de verre, mais il eſt faux, en ce qu'il eſt ſubſtitué pour vn autre, & employé à vn vſage qui ne lui contient point; c'eſt à dire à repreſenter vn Nez qui eſt de Chair & de Sang.

Pour vous faire entendre cette difficulté, ie me veux ſeruir d'vne de vos penſees, laquelle eſt conceuë dans la page 50. de vôtre liure, en ces termes *Quand la glace d'vn Miroir repreſente les Obiets comme ils ſont, on ne la peut pas accuſer de n'eſtre pas fidelle, encor que les Images qui paroiſſent dans ſon Chriſtal ſoient monſtrueuſes.*

Ie demeure d'accord de

cette verité, pourueu que vous reconneſſiez auſſi, que ſi la glace du Miroir ne repreſente pas les Obiets tels qu'ils ſont, il eſt permis de dire qu'elle eſt fauce. De meſme quand l'Imagination repreſente à l'Entendement les choſes telles qu'elles ſont, on ne doit pas dire qu'elle trompe ou qu'elle eſt bleſſee, mais ſi elle ne fourniſt que des Phantômes contrefaits, & differens tout à fait de la Choſe imaginée, en ce cas on la peut accuser d'estre deprauée; & de tromper le iugement par de fauces idées.

C'est pour cela qu'Hippocrate dit expressément au liure des Glandules, *que la Raison est troublée quelque fois par des imaginations fauces & absurdes* ἡ γνώμη ταράττεται, ἀλλοκότοισι φαντάσμασι, *mens turbatur peregrinis imaginationibus*; Et Aristote au 3 l. de * *anima* φαντασίαι γίνονται αἱ πλείους ψευδεῖς *Imaginationes pleræque falsæ sunt*; Nous lisons

* ἀλλοῖα φρονῶν, καὶ ἀλλοῖα ὁρέων. *Aliena cogitans, & aliena videns.*

la mesme chose dans Aetius, *melancholica deliria multiformia sunt propter peculiares* CORRVPTAS *imaginationes*; Et dans Sennertus *æger multa falsa, inepta, absurda, imaginatur.* Trallianus appelle * ces fauces veuës, *vanas imaginationes*; Aretæus, *melancholica & tenebricosa phantasmata*; Andernacus, *alienas cogitationes, visa falsa*; Campanella, *falsas notitias.*

μελαγχολικαὶ παραφρόσυναι πολυειδεῖς μὲν εἰσι ταῖς κατὰ μέρος ὑπούλοις φαντασίαις. *Cap. de melanch. ex Galen.*

Apres tous ces grands Hommes, il me reste vn Auteur à produire contre vous, duquel vous auez meilleure opinion que de tous les autres ensemble; C'est Vous-mesme à la 54. page de vostre liure; *C'est* (dites-vous) *nostre iugement qui fait la faute, s'il approuue mal à propos vne vision erronée, que la Raison n'a pas rectifiee, parce qu'elle n'a peu discerner la verité du mensonge.*

Voyez vn peu quell'est la force de la verité, puisque vous n'auez peu vous empescher de la reconnestre au mesme endroit que vous eſtiez plus obſtiné à la combattre. Ce que nous appellons *erreur d'Imagination*, vous l'appellez *viſion erronee*; Nous diſons que *l'Imagination a failly*, & vous, *qu'elle preſente des viſions qui ont beſoin d'eſtre corrigees*; Nous ſoûtenons qu'elle eſt fauce, & vous, *qu'elle offre quelque fois le menſonge pour la verité*.

Ie n'en demande pas dauantage; Vous confeſſez que c'eſt l'Imagination qui ſurprent la

Raiſon, & la trompe par de fauces apparences; Cela s'appelle proprement faillir, & eſtre bleſſée.

EXAMEN
DV V. POINT.

LE cinquiéme des Points que ie veux examiner, conſiſte en ces paroles, *que l'on ne ſe pleigne point ; Ie laiſſe à la Melancholie la poſſeſsion des Priuileges qu'elle a de produire des raretez ; Et ie veux bien croire ce Paradoxe qu'ell'est assez puissante, pour faire predire les choses par des visions anticipees, &c.*

Si Mr. Duncan auoit entrepris de prouuer cette proposition, ie ne le trouuerois pas étrange, Car supposé qu'il voulût détruire la Possession, il y paruiendroit facilement apres auoir montré que la Melancholie est capable de faire deuiner les choses à venir.

Mess. nie cette consequence, et les mouvemens surnaturels et contre nature ne seroient pas détruits pour cela.

Mais vous qui écriuez contre luy, & qui appellez égarez & ridicules ceux qui attribuent les ſignes de poſſeſſion à la Melancholie, I'auouë que ie ne puis compren-drè pourquoy vous ſoûtenez ce Paradoxe, lequel étant prouué ruine entierement vôtre cauſe.

La fin de l'Orateur c'eſt de perſuader, mais en cette occaſion tout vôtre auantage conſiſte à n'eſtre pas crû, Et le plus grand mal qui puiſſe arriuer au parti que vous tenez, c'eſt qu'on eſtime

Cela est faux, M. S. ne trouve pas etranges que l'on attribue les signes de Poss^on a la Mel. en General, mais bien que l'on ait recours à cette maladie dans les Possedées de Loudun en particulier.

veritable ce que vous dites pour ſa defence.

Si la Melancholie a ce priuilege que vous lui donnez, Que deuiendront toutes ces preuues que l'on tire de la Reuelation des choſes occultes? Que ſeruiront les Argumens ſur leſquels vos Atteſtatiõs ſont fondées? Faites tout ce que vous voudrez, ſi vous permettez vne fois à ceux qui nient la poſſeſſion, de croire que la Melancholie donne des lumieres particulieres pour les choses qui doiuẽt arriuer, Iamais vous ne leur persuaderez qu'il n'i a point de cette Humeur à Loudun, & quelque Signe que vo⁹ leur apportiez, ils vous diront toûiours qu'il n'est pas plus difficile à faire que de reueler les Choses futures. Si vous les combatez de l'Intelligence des Langues, ils vous répondrõt, *si Melancholici furore correpti futura prædicunt, poterunt inaudita & incognita loqui.*

Riol. in lib. de abdit.

faire de l'Imprimé

Si vous leur obiectez les mouuemens & les agitations du Corps, Ils penſeront vous auoir ſuffiſamment ſatisfait en uous diſant, que la Melancholie ne doit pas eſtre creuë auoir moins de pouuoir ſur le Corps que ſur l'Eſprit, & que ſi elle peut porter l'Entendement iuſques à la conneſſance des Choſes à venir, elle peut bien auſſi rehauſſer la qualité des mouuemens, & produire quelques Symptômes extraordinaires. En vn mot, vous leur donnez le moyen de ſe defendre, & de reuoquer en doute tous les ſignes du Rituel.

Que ſi la neceſſité de groſſir vôtre liure vous a ietté dans ce diſcours, vous deuiez à tout le moins vous ſouuenir de ce que vous auiez dit au commencement. Et puiſque vous auiez repris M. Duncan comme ſectateur de Pomponace, il ne vous eſtoit plus permis de le citer contre luy dans les meſmes choſes que vous auiez vn peu auparauant condannées; Vous eſtiez obligé de ſuiure la negatiue de vôtre Paradoxe, & outre qu'en cela vous euſſiez parlé cõſequemment, vo⁹ euſſiez peu vous vanter de tenir l'opinion la plus ſeure & la plus receuë parmy les Medecins. Vous pouuiez citer ces paroles de Sennertus, *Diabolum ſe ſe immiſcere Melancholiæ patet ex eo quod* *ægri futura prædicunt, arcana patefaciunt, &c.* *Et celles de Mercatus, *si accidere Melancholiam à Dæmone proficisci, monstratur multis quæ sic affecti proferunt, quæ antea ignorabant.* Valesius traitte subtilemẽt cette Question, & prouue à mon auis demonstratiuement que la Melancholie ny autre cause naturelle ne peut donner la faculté de deuiner *cum diuinationem vident & inspirationem non agnoscunt causantur naturam, sed longè credibilius est Dæmo-*

* Cap. de Melanch.

nem tacitè rem quampiam Phantasiæ repræsentare quam esse vim naturalem agnoscendi futura. c. 30. de Sac. Phil.

Mais dites-vous, *si l'on ne peut trouuer vne cause naturelle de ces predictions, il faudra honteusement auoüer que tous les Melancholiques ont le diable au Corps.* Page 65.

L'on diroit à vous oüir que tous les Melancholiques prophetisent, & cependant il s'en trouue si peu que ie m'asseure que vous n'en auez iamais veu aucun. Pour moy ie ne dy pas que tous les Melancholiques ſoint poſſedez, mais ie tiens pour conſtant que tous ceux d'entre eux qui prediſent, ne rencontrent que par haſard, ou bien par l'aſſiſtance d'vn bon ou d'vn mauuais Demon. Quand ils diſent ce qui doit arriuer, non pas vne fois mais pluſieurs, & répondent tellement quand on les interroge, qu'il ſemble qu'il y ait en eux vne habitude & vne faculté de deuiner, il faut croire en ce cas là qu'il y a quelque chose de plus qu'Humain, mais s'il ne leur est arriué qu'vne fois, & à l'heure qu'on y pensoit le moins, il y a sans doute plus d'heur que de science, & plus de hasard que de genie; *casu fieri raras illas quæ narrantur diuinationes, constat quia quod per se & ex facultate fit, semper aut plerumque fit, quod casu, rarò, aut semel tantum.*

Ces Femmes bacchantes & furieuses qui rendoient anciennement des Réponces, deuinoient de la premiere façon, Leur Extaze n'étoit point vn effet de l'Humeur Atrabilaire, puisque vn mesme* Demõ leur inspiroit la Fureur & les Oracles tout ensemble.

Immanis in Antro

Bacchatur vates magnum si pectore possit.

Excussisse Deum.

Mais ceux qui sont simplement Melancholiques, ou plutôt Maniaques, s'ils deuinent quel-

* Πονηρὰν δύναμιν συγχυλικὴν εἶναι διάνοιας ἐπιβουλεύουσαν τῇ ἀνθρωπίνῃ φύσει, &c. S. Basil.

que choſe, c'eſt temerairement & par haſard ; Et quand cela leur arriue, ce n'eſt pas que l'Humeur melãcholique leur donne des lumieres particulieres, mais ſeulemẽt par ce que dans leur furie, ils parlent inceſſamment, & diſent tant de choſes, qu'il eſt bien difficile qu'il ne s'en trouue quelqu'vne veritable. Lors que la Bile les picque & les tourmente, les Eſprits ſont violamment agitez, les eſpeces passent rapidement deuant leur Phantaisie, D'où vient qu'ils ont vne infinité de visions confuses, & tant que la langue peut suiure leur pensee, ils tâchent de les exprimer, Et si l'Euenemẽt en confirme quelqu'vne, il est vray de dire qu'ils ont parlé de la chose à venir, mais il est faux qu'ils l'ayent preueuë.

Iugez de là combien vous trauaillez inutilement d'employer cinquante pages à donner de mauuaiſes Raiſons d'vne choſe qui ne ſe fait point, puis qu'en effet les predictions des Melancholiques ne releuent point leurs conneſſances, & ne les rendent pas plus Sages.

S'il y auoit vn moyen naturel de deuiner, il ne le faudroit pas chercher comme vous faites dans le deſordre & la confuſion qui ſe rencontrent toûiours dans la teſte des Maniaques, Il ſe trouueroit bien plutôt dans vn Cerueau biẽ net & bien ſain, dont les Eſprits ſeroient purs & nullemét agitez ou noircis par la fumée de l'Humeur atrabilaire. Ce n'eſt pas comme* vous dites l'excés du chaud & du ſec qui peut perfectionner les facultez de l'Ame, & leur donner des conneſſances tranſcendentes, l'excellence de leurs operations depent principalemẽt d'vn temperament exquis* & loüable, ſi bien aſſaiſonné du

Contre Trallian

ne dit point cela

* *Page 67. Il s'eleue de la Mélãcholie des Espris fort delicats, qui par leur tenuité & grande chaleur aiguiſent la Phantaiſie des Hypochondriaques, & leur inſpirent des conneſſances & des penetratiõs.*

* *Non ad pondus ſed ad iuſtitiam.*

Sec, du Chaud & de l'Humide, que les qualitez de l'vn ne ſoient point vaincues & domptées par l'actiuité de l'autre.

Hippocrate a diuinement expliqué cela au 1. liure *de diæt.* Il dit que l'Organe & l'Inſtrument principal de l'Ame eſt composé de feu & d'eau, & qu'elle n'eſt iamais plus ſage, que lors que ces deux Elemens ſont bien meſlez enſemble, *ex his anima temperata ſapientiſſima eſt, ſi verò aliquo aſcita.*

* Ἐκ τούτων δ' ἡ ψυχὴ συγκριθεῖσα φρονιμω-

τάτη, εἰ δέ τινι ἐπαγωγῆ χρεομένη τούτων ὁκότερον αὐξηθείη, ἢ μαραίνοι, ἀφρονεστάτη ἂν γένοιτο.

mento vtens alterutrum horum augeſcat, aut contabeſcat deſipientiſſima ſit.

Ie ſerois trop long ſi ie voulois examiner par le menu, & refuter toutes les fautes que vous auez commiſes dans la confirmation de vôtre Paradoxe; I'en remarqueray ſeulement trois en paſsãt. La premiere, que tout ce que vous dites conuient bien mieux aux Maniaques qu'aux Melancholiques. La ſecõde, que c'eſt errer bien lourdement, de croire que les Esprits * de l'Humeur atrabilaire seruent de matiere à la vertu d'Imaginer, & luy communiquent la tenuité & la chaleur. La troisiéme, que la comparaison que vous faites des Medecins auec les Hypochondriaques est impertinente, car ceux-là predisent *per* λογισμοὺ, c'est à dire qu'ils iugent que l'effet doit arriuer par la presence de sa cause, par signes ou autrement, Mais ceux-cy

* Ce sont des exhalaisons, qui n'approchent point de la Noblesse des Esprits animaux ψευδοπνεύματα

Ineptie du Censeur de faire cette comparaison que Mr. J. ne fait point

dans leur fureur ne iugent ni ne connessent, ils sont incapables de mantir, & par consequent de dire vray.

Agrip. de vanit. scient.

Quid aliud putabimus furorem, quam alienationem humani animi ab ipsis malis dæmonibus exagitati? somniatoribus annumerandi sunt ii qui, eos qui præsentium notitiam, & præteritorum memoriam, omnemque humanum sensum perdiderunt Diuinam futurorum præscientiam assequutos putant,

Ie ne puis encore passer sous silence ce que

vous dites à la 58. page de vôtre liure. *Quand ie dy auec asseurance que les causes naturelles n'ont pas tant de pouuoir que le Peuple pense, ie croy que ie ne dy rien qui ne soit veritable, puisque la pluspart de ceux qui font les grands Espris parlent des forces de la Nature auec autant de hardiesse, que s'ils auoient vn état des choses qui lui appartiennent paraffé de la main de Dieu.*

Cette Boutade a pleu à quelques vns qui n'ont consideré que les paroles, mais tous ceux qui l'ont examinée de prés & qui ont comparé ce diſcours auec la page preceden-te, l'ont trouué inſolent & indigne d'vn Ecriuain iudicieux. En effet il y a de la temerité en ceux qui parlent ſi hardîment des Choſes, qu'il ſemble qu'elles leur ont eſté re-uelées ; Nos ſentimens doiuent eſtre modeſtes, puis qu'ils ne ſont pas certains, & que le plus ſçauant hõme du Mon-de eſt beaucoup plus ignorant que le moindre des diables, Mais puisque vous auez cette connessance pour les autres que ne l'appliquez-vous à vous mesme ? quel droit auez-vous de parler auec asseurance* puisque vous ne permettez pas aux autres de parler auec hardiesse? C'est vous sans doute qui auez la Clef des causes naturelles, & auquel Dieu a remis l'Etat de toutes choses paraffé de sa main, autrement vous ne seriez

Depravation du texte & du sens de M. S.

* Quand ie dy auec asseurace. page 58.

Ff

pas si hardy que d'écrire, *que l'on ne se pleigne point, ie laisse à la Melancholie la possession de ces Priuileges. Bien qu'il semble que ie reduise la Nature au petit pié, ie ne laisse pas de luy conseruer ses droits. Ie la maintiens dans les choses ou elle est bien fondee.*

Sans menti il faut estre bien aueugle pour parler de la sorte, & reprandre les autres en mesme temps d'auoir trop de Hardiesse.

EXAMEN
DV VI. POINT.

APres auoir examiné vos raiſons generales & communes à toutes les Femmes, ie veux faire voir en ce dernier point, que celles que vous alleguez comme particulieres, & propres au fait de Loudun, ne ſont pas meilleures; Entre pluſieurs que vo⁹ rapportez, i'en choiſiray ſeulement deux ſur leſquelles il me ſemble que vous faites plus de Force que ſur les autres. Voici la premiere.

Qui conſiderera ces Filles dans leur enbonpoint , ne iugera iamais que la Melancholie qui eſt la ſource des plus grands & des plus dangereux maux qui attentent à la vie, ſe puiſſe accommoder auec la ſanté parfaitte dont elles iouiſſent toutes depuis trois ans & plus.

Et en vn autre endroit, *il faudroit que nous euſſions fait veu de n'eſtre pas raiſon-*

nables, pour croire que des perſonnes bien ſaines au iugement de tous les ſens, ont les maux les plus dangereux qui puiſſent attaquer la vie.

Ce diſcours eſt tout à fait contraire à l'experience qui nous fait voir tous les iours des Melancholiques qui ſe portent ſi bien qu'il ſemble que le Corps ſe réiouiſſe pendant que l'Eſprit eſt à la geſne; Nous remarquons entr'autres des Femmes qui ont le Teint ſi frais & ſi vermeil, qu'il eſt aiſé de iuger que *malum ad mentem non ad corpus vertitur, leur mal afflige plus l'Eſprit que le Corps.*

Vous trouuez difficile à croire que des Filles ſupportent les Symptomes & les Accés de la Melancholie quarante mois entiers, & vous ne prenez pas garde qu'il y en a beaucoup en vie qui ſont maniaques, & qui ont reſiſté aux aſſauts de la Rage & de la Furie depuis quarante ans, Tant s'en faut que* Celſe

* *Loco citato.*

estime cette Maladie aussi dangereuse à la vie que vous faites, qu'il l'appelle *genus morbi longissimum adeò vt vitam non impediat.*

Si vous estes en peine de sçauoir pourquoy les Melancholiques & les Maniaques viuent si long temps parmy les tourmens qu'ils se donnent, & les fautes qu'ils commettent dans le Regime de viure, vous le pouuez apprendre bien au long dans Mercurial, dans Sennertus, & beaucoup d'autres qui traittent expreſſement cette queſtion, Ce qui m'étonne c'eſt que vous n'ayez pas remarqué cela dans vn liure d'Hippocrate que vous auez cité * ou il eſt dit expreſſement, *morbus hic diuturnus eſt & conſeneſcentes, ſi ita futurum eſt relinquit, ſin minus commoritur.* Et Galien, *vt cunque acciderint hi morbi, omnibus protelantur.*

* Η δ' νοῦσος χρονίη, καὶ ἀπογηράσκοντας τοὺς μέλλη ἀπολείπειν, τοὺς δ' μὴ συναποθνήσκει. 2. de morbis.

* De melanchol. Hypochõdr. ex Diocle.

Ie ne dy pas que la Melancholie ne degenere ſouuent en d'autres Ma-

ladies qui apportent a-
uec elles des Symptô-
mes tres-facheux, ie sçay
bien que cela arriue quelque fois, mais ie nie qu'elle soit si dangereuse qu'il
faille soûtenir qu'vne
Femme ne la peut souf-
frir sans perdre la vie &
l'enbonpoint.

Tout ceci est contre l'Autheur mesme

La 2. est telle, *Entre les Melancholiques l'on n'a point oui parler qu'il y en eust eu aucun qui voulût se faire du mal pour persuader aux Hommes qu'il fust ce qu'il s'estoit imaginé,* * *l'Humeur de nos possedees*

Page 122.

Page 124.

seroit donc bië particuliere, &c.

Ie voy bien que vous ne sçauez pas toutes les façons de faire, ni les biiarres Humeurs des Melancholiques, car il n'est rien de si frequent que de voir ces pauures mal-heureux se faire du mal, mettre leur vie en danger, voire mesme se donner la mort; *Vous en verrez quelques vns*, dit Galien, *qui sont si perdus d'Esprit & si éloignez de leur bon sens, qu'ils se font mourir quoy qu'ils craignent la mort.*

Que les Melancholiques se font du mal.

Quosdam etiam alieno atque extraneo videbis animo vt pote qui simul mortem & metuant & sibi consciscant 3. de loc.

Nous liſons dans Hippoc. au liure que i'ay deſia cité que pluſieurs ſe ſont étranglez; *ſed & alium horribiliter compellat, & in puteos proſilire, ac incidere iubet, & ſtrangulari tanquam meliora ſint hæc, & omnem vitæ vtilitatem excedentia.*

Les filles Mileſiennes furent autrefois agitées d'vne meſme fureur, car au rapport de Plutarque elles ſe pendoient toutes ſans qu'on leur peût oſter ce cruel & pernicieux deſſein, ni par raisons ni par prieres. Τὰς μιλεσίων πότε παρθένους δεινόν πάθος καὶ ἀλλόκοτον κατέσχεν ἐπιθυμία θανάτου καὶ πρὸς ἀγχόνην ὁρμὴ περιμανής. *la Melancholie leur inspira non seulement le desir, de mourir, mais de mourir d'vne mesme sorte.*

Telle estoit aussi la Manie de ces pauures Femmes de Lyon, *quæ cateruatim se se in puteos præcipitabant.*

Vous me direz *que vous ne doutez pas qu'il ne s'en trouue plusieurs qui se font du mal, mais non pas à dessein de persuader aux autres qu'ils sont en effet ce qu'ils penſent eſtre;* Si cette diſtinction eſt veritable vous en meritez l'honneur tout entier, car perſonne ne s'en eſt ſerui auant vous; N'eſt-ce point ſe faire du mal que de ſe faire mourir? & cependant nous en voyons pluſieurs qui ne veulent point manger afin de faire croire qu'ils ſont morts, ils aiment mieux mourir de faim que de dõner en mangeãt vn ſigne qui les puiſſe conuaincre d'eſtre en vie.

I'ay veu vn Religieux, qui s'estāt persuadé estre mort, ne peut iamais estre forcé à prendre de la nourriture; on le baillonna, on y employa toutes sortes d'inuentions & d'artifices, il rendit tout cela inutile, & fist parestre qu'il aimoit mieux mourir que de faire quelque chose qui peût dementir l'opinion qu'il auoit d'estre mort; Il s'en trouue d'autres qui estās tombez dans cette Réuerie derobent ce qu'ils peuuent pour se nourrir, la faim les contreint de mã-ger pourueu qu'il n'y ait point de Témoins, ce sont ceux-la desquels parle Celse, *quidam etiam Artes adhibent*, *quelques vns employent la Ruse & l'artifice pour maintenir leurs Imaginations, & se gouuernent auec tant d'industrie qu'il est bien difficile de comprendre, comme quoy ils peuuent conduire leur folie auec tant de sagesse.*

Nous leur pouuons comparer celui dont vo⁹ parlez qui s'imaginoit eſtre de beure ; Car puis qu'il ne voyoit iamais le feu qu'auec des cris épouuentables, ie m'aſſeure qu'il euſt mieux aimé tranſir de froid que de s'en approcher; Cet autre qui croyoit nayer tout le Monde en piſſant eſtoit dans vne pareille obſtination, & quoy qu'il ſe fiſt vn tres-grand mal de retenir ſon eau, ce pendant il eſtoit reſolu de le ſouffrir plutôt que de chocquer ſa Phantaiſie; ſi on ne l'euſt trompé pour le guerir, cette opiniâtreté lui eust coûté la vie.

Encor que i'aye montré assez clairement que vos Raisons particulieres ne sont pas de meilleure trempe que les generales, ie ne pretens pourtant pas que ce que i'ay dit contre les vnes & les autres face rien contre les R. de Loudun. La cause que vous deffendez est fort bonne, mais vous la traittez mal, Ell'a de meilleures preuues que CONCLVSION celles dont vous vous ſeruez, & quoy qu'en ma conſcience i'eſtime la Poſſeſſion veritable, ie ne laiſſe pourtant pas de dire hardiment que tout Homme qui la croit ſur vos principes ſe trompe, & manque autant de iugement que celui qui la nie tout à fait.

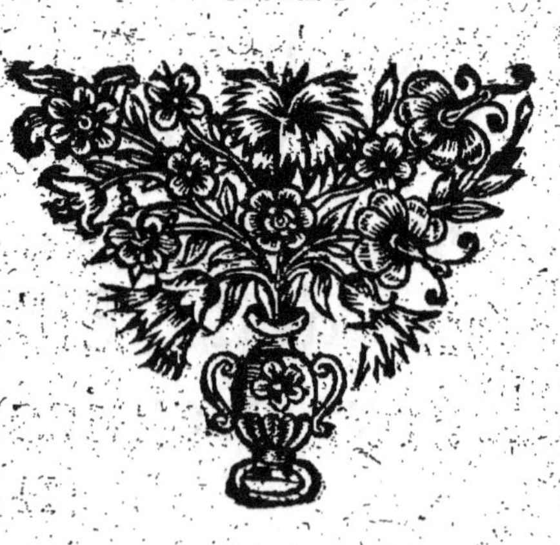

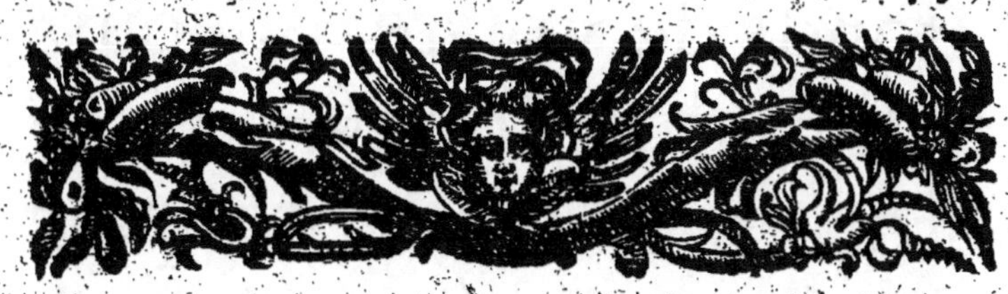

EXAMEN

DES MARGES.

C'EST vne chose assez familiere aux bons Auteurs d'enrichir leurs Marges de belles & doctes citations, Mais de les farcir de rapsodies; ou de textes contraires, cela n'appartient qu'à ceux qui se mocquent du monde; Si le fonds de voſtre diſcours eſt mal raiſonné, vos autoritez ſont encores plus mal employées, vous citez des Auteurs contre leur propre ſens, & qui pis eſt le meſme texte que vous alleguez n'a le plus ſouuent point de force que contre vous-meſme.

Vous vous eſtes trompé dés la premiere de vos Marges, car Valeſius ne dit * pas vn ſeul mot dans tout le Chapitre 15. de ce que

* *Quoy qu'il en parle ailleurs.*

vous pretendez.

La ſeconde n'eſt autre choſe qu'vne inuectiue contre Pomponace, ſi vous en fuſſiez ſouuenu ſur la fin de vôtre liure vous ne l'euſſiez pas ſuiuy, ni cité pour confirmer les meſmes choſes pour leſquelles il eſt taxé en cet endroit.

Page 3 qui naturæ limites ad ſummam impietatem, &c.

La 3. n'eſt pas de vous, vous l'auez tranſcritte du liure de M. Duncan ſans y mettre rien du vôtre que trois fautes, γοητεῶν pour γοητειῶν ἔχτρων pour ἔχθρων, ἐπῦχται pour ἐπῆχθαι.

Les ſept autres qui ſuiuent dans la ſixiême page ſont de plus grande importance, & meritent vne reueuë plus particuliere, vous les employez pour prouuer que toute Melancholie vient d'vn excés de chaleur & ſechereſſe, Et mal à propos; Car elles ne peuuent valoir que pour la Melancholie Hypochõdriaque, Voici la premiere,

Hippocrates ſub nomine ἀδύμυτης

*eius * causam agnoscit incendium cum rubore. 2. de morbis.*

Hippocrate au second de morbis a dit, que la cause de la Melancholie estoit vn embrasement auec rougeur.

* Id est melancholiæ.

Mr. a suivi en cela le sentiment de Sennerte

Iamais Hippocrate n'a pensé à cela, & ie vous deffie de nous montrer que dans le 2. *de morbis*, ou dans tout le reste de ses œuures il ait fait cette proposition. Il décrit vne maladie qu'il appelle ἀνδωπὴ & sans parler des causes qui la produisent, il en rapporte les *Sym-*

ptômes, *neque ſine cibo eſſe neque cibum acceptum tolerare poteſt, vbi ſine cibo manet viſcera ſugunt, & vbi cibum accepit ructus adſunt, & cum rubore exardeſcit*; Il y a au grec φλογιᾶ, ſi vous euſſiez bien leu, iamais vous n'euſſiez rapporté aux cauſes de la maladie, ce qui ne ſe peut entendre que du malade.

Sçachez donc que vo⁹ vous eſtes trompé, & qu'Hippocrate ne veut dire autre choſe en cet endroit, ſinon que celui qui eſt incommodé de cette maladie (qu'il appelle deſechante quelle qu'elle ſoit) eſt tout en feu auſſi toſt qu'il a mangé, φλογιᾷ *exardeſcit cum rubore.* Vous faites tort à ce diuin Eſprit de lui faire dire que la Rougeur eſt cauſe de la Melancholie, S'il eſtoit encor au monde il ſeroit tout en feu & tout rouge de cholere de ſe voir cité par vn homme qui le traitte ſi mal, & qui lui fait dire de ſi grandes impertinences. *Hippocrates sub nomine Anantes*, Si vous euſſiez entendu cette diction, vous euſſiez bien ſceu qu'elle vient de ἄυω qui ſignifie *ſicco*, & par conſequent qu'il failloit écrire αὐάντης & non pas ἀνάντης ; Il y a dans le texte ἑτέρη νοῦσος αὐαντὴ λεγομένη.

Ie ne veux pas icy diſputer contre vous ſi cette maladie ſe doit prendre pour la Melancholie ou non, ie me contente de vous faire remarquer que vous auez mal prins le sens d'Hippocrate en cet endroit, par ce qu'il ne dit point, *causam Melancholiæ esse incendium cum rubore.*

En la seconde,* vous citez ces paroles de Diocles que vous auez prises dans Galien,* *plus caloris quam decet habere in venoso genere.*

C'est grand cas, que vo⁹ ne pouuez toucher à vn passage sans le corrompre ; Le Texte porte, ταῖς φλεψὶ τὴν τροφὴν ἐκ γαστρὸς δεχομένοις, *in venis quæ excipiunt*

* πλεῖον τὸ θερμὸν τοῦ προσήκοντος.

* *Des sept contenues en la sixiéme page.*

alimentum ex ventriculo; Ce n'eſt pas ſans myſtere que vous dites, *in venoſo genere* au lieu de *in venis quæ excipiunt alimẽtum è ventriculo*, par ce que vous voulez faire valoir cette autorité pour la ſeconde eſpece de Melancholie, dont la cauſe materielle eſt contenuë dans les venes, & d'autant que ces paroles, *venæ quæ excipiunt alimentum è ventriculo* ne deſignẽt encor que la premiere Region du Corps; Vous les auez changées, & mis en leur place *in venoſo genere*, comme ſi l'intention de l'Auteur auoit eſté de dire que la cauſe de Melancholie vient d'uu excés de chaleur qui brûle dans toutes les venes, Mais comme il ne décrit en ce lieu là que la Melancholie Hypochondriaque, auſſi n'atil dit autre choſe ſinon *flatuoſas vocatas affectiones ſuſpicandum eſt plus caloris quam decet habere in venis quæ alimentum excipiunt à ventriculo.*

* Corrigez cette faute que vous auez mise dans la 3. φλόξωσιν exurens, au lieu de exurentem.

La 3. 4. 5. & 6. ne prouuent autre chose sinon que la Melancholie, ou affection Hypochondriaque viennent souuent d'vne intemperie chaude & seche ; Ce sont des autoritez particulieres desquelles vons ne pouuez tirer la consequence que vous pretendez, à sçauoir *que toute Melancholie vient de chaleur & secheresse* ; Car ie vous ay fait voir au second point que les mesmes Auteurs reconnessent le contrai-

le censeur s'est servi de l'auis que Mr. lui donna que les auteurs disoient des choses toutes contraires a ce qu'il a raporté deux mots

re. Ce qui vous trompe c'eſt que vous argumentez du particulier au general, & ainſi vos concluſions ſont quaſi toutes mauuaiſes.

La ſeptiéme eſt cellecy, *his aſſentitur eruditiſsimus D. Sennertus lib. 3. pract. med. partic. 5. ſect. 1.*

Voici bien la plus plaiſante choſe du monde, vous auez pris de lui les ſix autoritez precedentes, & puis vous faites l'ignorant, & affin de faire croire que vous les auez leuës chacune dans ſa ſource, vous dites froidement *his aſſentitur Sennertus, &c.* Vous ne laiſſez pourtant pas de vous méprendre, car il n'eſt pas de l'auis de tous ceux qu'il cite ſur cette queſtiõ, & principalemẽt de ceux qui croyent que la Melancholie Hypochondriaque vient touiours d'Inflammation; Au contraire il reconneſt que l'Intemperie froide de l'Eſtomach y cõtribue beaucoup, & contre ce que vous dites *que cette maladie ne se fait iamais que de bile iaune ou noire.* Il dit expressement au mesme endroit, *quod ad humorem huius mali causam attinet, est ille non vnius generis sed varius, biliosus melancholicus pituitosus acidus, &c. proinde tum frigidæ, tum calidæ intemperiei signa adsunt.*

Voyez le prognostic de Fernel, le ventricule froid & les humeurs chaudes.

Dauantage vous le produisez pour prouuer que les Femmes ne peuuent estre melancholiques, & vous ne prenez pas garde qu'il dit au mesme lieu

Cela est faux, seulement M. maintient après Fernelius que les femmes sont moins disposées à la melancholie *sæpe in foeminis Hypochondria-cæ affectiones ita sunt similes vix ut discerni queant, imo sæpè coniunguntur.*

Page 13. Pour prouuer que la Melancholie Hypochondriaque vient *d'vne chaleur excessiue qui enflame les deux choleres*, vous alleguez ce passage page 13.

* *Splenicis acria & amara conueniunt, dulcia verò nocent.*

τοῖς σπληνικοῖς τὰ μὲν δριμέα καὶ τὰ μὲν πικρὰ ὠφέλιμα τὰ δὲ γλυκέα βλαβερά.

Et vous aioutez du vôtre ; *dulcia enim calida sunt, calidus autem affectus apposito frigidorum vsu debellatur.*

Sans menti voila vne

Consequence bien tirée; *les choses acres & ameres sont bonnes aux Rateleux, & les douces leur sont mauuaises, donc la Melancholie est chaude & seche.*

En ce raisonnement il y a deux notables fautes. La 1. consiste en ce que vous prenez les Rateleux & les Hypochondriaques pour vne mesme chose; Et ce qui est dit des vns vous l'appliquez aux autres.

La seconde, en ce que vous croyez que les choses picquantes & ameres sont bonnes aux Rateleux, par ce qu'elles sont froides, & que les douces leur sont cõtraires, par ce qu'elles sont chaudes.

Pour comprẽdre la premiere, il faut sçauoir que le mot σπληνικὸς signifie en general tous ceux qui sont malades de la ratte, & en particulier ceux desquels la ratte est dure & bouchée. Cette derniere signification est plus propre & plus ordinaire dans les bons Auteurs;

Ainſi Galien voulãt traiter des remedes ſpleniques dit, *relictis iis quæ inflammato ſpleni commodant eorum tantum mentionem faciam, quæ viſceri indurato opitulantur, quod ipſum fecerunt qui ante me ſcripſerunt,* propriè eos ſplenicos appellãtes qui induratã ſplenis affectionem habent.* Il dit encor la meſme choſe ſur le Commẽtaire de cet Aphor. * ὁκόσοι σπληνώδεες, &c. Et Hollier σπληνώδεις *Hippocrati dicuntur quibus obduruit lien*; Et Sennertus duquel vous auez pris ce

* καλοῦντες ἰδίως σπληνικοὺς τοὺς ἐν σκιῤῥώδει διαθέσει, τὸν σπλῆνα ἔχοντας *lib. 9. de comp. med. ſecundum loc.*

paſſage que nous examinons; *veteres eos* σπλωικȣ̀ς *vocabant quibus lien ex humorum infarctu induruerat;*

Iugez à preſent vous meſme la difference qu'il y a entre les ſpleniques & les Hypochondriaques, ell'eſt telle que beaucoup d'Hypochondriaques ne ſont pas Rateleux, & au contraire, & par conſequent, quand vôtre paſſage diroit expreſſement que tous les ſpleniques ſont trauaillez d'vne intẽperie chaude & ſeche, cela ne concluëroit pas pour les autres dont la Maladie depent fort ſouuent d'autres cauſes que des affections de la Ratte.

La ſeconde faute eſt encor plus grande, & moins excuſable, Car tant s'en faut que les choſes piquantes, acres & ameres ſoient froides cõme vous dites qu'il eſt indubitable, qu'elles ſont plus chaudes que les douces, cela eſt exprés dans Galien au 4. des fa-

Mes. ne dit pas un mot de cela

cultez des ſimples medicamens, οὐ θερμὸς μόνον* ἀλλὰ καὶ ξηρός ἐστι τὴν κρᾶσιν ὁ πικρὸς ἅπας χυμός. Et pour les acres & piquantes; τοὺς δ' δριμεῖς ἅπαντας χυμοὺς ἄκρως θερμοὺς χρὴ γινώσκειν ὄντας, &c.

* *Non ſolum calidus, ſed & ſiccus eſt omnis ſuccus amarus.*

Il dit en vn autre endroit du meſme liure *que la chaleur eſt ſi manifeſte dans les choſes acres & ameres que perſonne n'en a douté* οὔτε τῶν παλαιῶν οὔτε τῶν νεωτέρων ἰατρῶν.

* *Scire oportet omnes ſuccos acres eſſe impenſe calidos.*

Or que vous ayez eſtimé que les choſes acres & ameres ſont froides, cela eſt clair, car en expliquant ces paroles τοῖς σπληνικοῖς, vous dites, *dulcia enim calida, calidus autem affectus apposito frigidorum vsu debellatur*; Comme si vous raisonniez de la sorte; *les choses douces sont contraires aux Rateleux par ce qu'elles sont chaudes, dulcia enim calida, & les ameres & piquantes leur sont bonnes parce qu'elles sont froides, calidus autem affectus frigidis debellatur.*

Aprenez donc que les choses douces ne sont pas en cet endroit opposees aux ameres à cause de leur temperament, car il est chaud aux vnes &

aux autres, mais à raiſon de leur ſubſtance, laquelle eſt gluante, groſſiere, & viſqueuſe dans les choſes douces; Et tout au contraire ell'eſt penetrante, ſubtile & aperitiue dans les choſes acres & ameres; De là vient que les douceurs nuiſent aux Rateleux, par-ce qu'elles bouchent la rate *dulce enim obſtruit & flatulentum eſt*; Et les choſes ameres leur profitent, d'autant que elles penetrent facilement & ſont

Meſué.

Leptomera.

capables de couper & inciſer les humeurs groſſieres qui ſont l'obſtruction; C'eſt pour cela que Galien les appelle χρήσιμα τῷ σπλάγχνῳ πρὸς τὸ τέμνειν καὶ λεπτύνειν τοὺς παχεῖς καὶ γλίσχρους χυμοὺς Et Meſué *amarum ſiccat, apperit orificia vaſorum, &c.*

Concluons donc que vous n'auez pas entendu ce paſſage, que vous l'auez mal employé, & que s'il a quelque force c'eſt contre vous meſme; Car ſi les maladies ſe gueriſſent par leur contraire,

& si les choses ameres sont bonnes aux Hypochondriaques, il s'ensuit que leur maladie est froide, autrement elle ne seroit pas soulagée par les choses ameres qui sont chaudes, Ce n'est pas moy qui tire cette consequence, c'est vous mesme en ces termes, *calidus autem affectus apposito frigidorum vsu debellatur.*

I'ay si peur d'estre trop long, que ie ne veux pas m'arrester à vous reprendre de ce que vous écriuez δρυμέα pour δριμέα, σπλιωηκοῖς pour σπλιωικοῖς.

A la page 16. Vous rapportez deux passages, l'vn de Hollier, & l'autre tiré des Aphorismes d'Hippocrate; Le premier est tel, *timidum esse tristem sine furore, ridicula & falsa animo mouentem læsa imaginatrice, &c.* Sur ce passage ie remarque deux choses, La 1. qu'il est commun aux trois especes de Melancholie, encor que vous ne le donniez que comme particulier aux

Hypochondriaques. La ſeconde, que vous auez manqué de iugement de citer vn paſſage qui dit ſi expreſſement que l'Imagination eſt bleſſee dans cette maladie ; car puiſque vous auiez reſolu d'employer la troiſiéme partie de vôtre liure à prouuer qu'elle ne ſe peut tromper, il me ſemble que vous ne deuiez pas fournir au Sr. D. des armes pour vous combattre, ni lui produire vn Auteur qui parle ſi nettement pour lui.

Lautre paſſage vous eſt nō ſeulemēt inutile, mais contraire tout à fait; c'eſt l'Aphoriſme 23. du 6. liu. ἢν φόβος καὶ δυσθυμίη πολὺν χρόνον διατελέῃ μελαγχολικὸν τὸ τοιοῦτον; *ſi metus & moeſtitia longo tempore perſeuerent, ſignum eſt melancholicum.*

Ne vous mocquez vo⁹ pas du monde de produire ces paroles pour prouuer que la Peur & la Triſteſſe *ſont ſignes manifeſtes d'vne cholere brûlée*; Hippocrate decrit en ce lieu là les plus ordinaires ſymptômes de la Melancholie en general, mais il ne dlt pas vn ſeul mot de chaleur, de bile, ni de brûlure ; Au contraire la pluſpart de ceux qui l'õt interpreté demeurent d'accord que ces deux paſſions de l'Ame* ſont plus ſouuent l'effet du froid que du chaud, ſi bien que s'il les faut prendre pour des ſignes, il eſt bien plus raiſonnable de les rapporter à la froideur & noirceur du ſuc melancholique, qu'à la

* *La peur & la triſteſſe.*

chaleur & aduſtion de la Bile ; *Cauſa cur melancholici ſunt formidoloſi inde eſt petenda quod frigidi ſunt*. Et Ariſtote parlant de la Melancholie dit ψυχρολέρα μὲν γὰρ οὖσα τοῦ καιροῦ δυσθυμίας ποιεῖ ἀλόγους καὶ φόβους*, *quand cette humeur eſt froide elle cauſe la peur & la triſteſſe.*

* *Multum refert quâ quiſque melancholiâ teneatur hũc enim feruens & accenſa, illum frigida occupat, hi ſunt triſtes & timidi, illi furẽtes. Fracaſtor.*

* *in problem.*

Galien attribuë la peur des Melancholiques à la noirceur. Auerroes diſpute contre lui, & veut que ce Symptôme appartienne à la froideur du Suc melancholique; Ie ne veux pas ici deduire les raiſons de l'vn ni de l'autre ; Il me ſuffit de vous faire remarquer qu'ils ont tous deux parlé contre vous ; N'importe lequel des deux gaigne ſa cauſe, vous ne laiſſez pas toûiours de la perdre, car il ſe trouuera par leurs raiſons que formellement & de ſoy la froideur oſte le courage & donne de la timidité à toutes ſortes de perſonnes, mais principalement aux Melancholiques, dans leſquels elle n'agît pas toute ſeule, mais concurremmẽt auec la noirceur de l'humeur , . qui obſcurcît les Eſprits , & remplit le Cerueau de confuſion , & de tenebres.

Que s'il arriue quelquefois que les Bilieux ou Atrabilaires ſouffrẽt ces Symptômes (c'eſt à dire la peur & la triſteſſe) ce n'eſt que par accident & à raiſon des epeſſes fumées & vapeurs noires qui abattent le courage

& forment des Phantômes hideux, car la Bile de soy estant brûlée est plus capable de faire les delires furieux & temeraires, que des resueries tristes & timides, c'est le sentiment de Galien en ces paroles ὁ ἕτερος χυμὸς τῆς μελαίνης χολῆς ὁ κεκαυμένης τῆς ξανθῆς χολῆς γενόμενος τὰς θηριώδεις παραφρο-
3. de loc. σύνας ἀποτελεῖ.

Page 27. *Melancholia Cerebrum afficiens idiopathicè aut per sympathiam.*

Iay fait voir au 3. point combien vous auez failly dans la diuision des

Eſpeces de Melancholie, cette marge vo⁹ rēd tout a fait inexcuſable, car elle n'appartient pas ſeulement à la 3. Eſpece comme vous penſez, mais à toutes en general, puiſque vo⁹ ne pouuez parler d'aucune Melancholie qui ne donne au Cerueau *idiopathicè vel per ſympathiam.*

Il ſemble pourtant que vous auez ſenti cette faute, car pour la corriger en quelque façon, vous voulez qu'on liſe *protopa-*

thicè au lieu de *idiopathicè*; Le remede eſt pire que le mal, parce que *protopathicum non opponitur ſympathico, ſed deuteropathico.* D'ou ie conclu que pour bien deſigner la troiſiéme Eſpece qui vous reſtoit à vuider, vous deuiez mettre, *Melancholia Cerebrum afficiens idiopathicè*, ou bien *protopathicè aut deuteropathicè*, d'autant que ces deux derniers ſont eſpeces d'Idiopathie.

Ce qui vous a trompé c'eſt que vous auez creu

que *idiopathicum & protopathicum* n'eſtoit qu'vne méme choſe, & cela ie le remarque encor en la page 30. ou vous dites, *intemperie idiopathicâ, ſeu protopathicâ*. En vn mot liſez comme vous voudrez, iamais vous ne trouuerez vôtre conte, car ces paroles, *idiopathice, ou protopathice*, iointes auec *per ſympathiam* ſignifiront toûiours plus ou moins que la troiſiéme Eſpece.

Tout cela est faux et corrigé par M. S.

De hac [illegible]συγκοπῆ *vide Fernel. lib. 4. de feb. c. 9.*

Encor que Fernel ne parle point en ce chapitre *de idioſyncraſiâ* ; Ie ne vous accuſe pourtãt pas tant d'auoir cité à faux, que d'auoir mal entendu cette diction, car il eſt éuident que vous la prenez à contre ſens, & comme ſi elle ſignifioit le mouuement * particulier des humeurs qui font les fieures intermittentes; Sçachez donc qu'elle ne veut dire autre choſe ſinon vne certaine proprieté des corps & vne

* *Ie m'en rapporte à ceux qui voudront lire Fernel. en cet endroit, & vôtre liure.*

particuliere & indiuiduelle condition de leur temperament, * *corporum proprietas & peculiaris cuiuslibet natura*; Si vous m'en croyez vous écrirez vne autre fois ἰδιοσυγκρασία & nõ pas ἰδιοσυγκρισιῇ.

* Gor. in med. definit.

Page 52. *Sicut cum dormimus videmus in somnis plurima, nec imaginatio fallitur, &c.*

Autre marge tirée de Campan.

Vous citez Campanella comme s'il estoit de vôtre auis, *que l'Imagination ne se peut tromper ni estre blessee.*

Mais tant s'en faut

Campanella est l'autheur de cette opinion mot à mot

qu'il ſoit pour vous, qu'il vous eſt abſolument contraire ; Ie m'en rapporte à ces paroles, *fides iudicium*, * *diſcurſus & imaginatio immutantur & abeunt in falſas notitias* ; Vous nous voulez perſuader que cet Auteur ne croit pas que l'Imagination puiſſe faillir, & qu'il n'y a que le Iugement qui ſe trompe, Et cependant il dit clairement *que l'Imagination manque fort ſouuent, ſans que le Iugement ſoit de la partie* ; *quando videt aliquid repræ-*

6. Medit. c. 1. art. 2.

Ibidem.

ſentans quod non eſt, niſi accedat iudicium dicitur ſolius imaginationis vel ſenſus morbus; Et plus bas, *quando autem quis videt ante oculos vel intra Cerebrum vigilans facies diſtortas truncas, &c. nec credit eſſe res, ſed imagines iſte ſolâ imaginatione ſenſuque languet*; *Voila comme vo⁹ eſtes iudicieux ou fidelle dans vos citations.

Non autem iudicio.

Il y a bien dauantage, car les paroles meſmes que vous rapportez vo⁹ condamnent, *nec mens huic errori ſubuenit*; Qui a til de plus clair? *la Raiſon manque parce qu'elle ne corrige pas l'erreur qui lui eſt preſentee; ce n'eſt donc pas elle qui fait la premiere faute, puis qu'elle manque à corriger celle qui eſt faite.*

Conſequence mal tirée par le Cenſeur & Campanelle mal entendu

Autre marge tirée d'Act.

Vous auez eſté bien plus fin dans la marge de la page 111. car au lieu qu'en cellecy vous auez fidellement rapporté ce qui faiſoit contre vous; dans l'autre vous auez couppé le Texte par la moitié, & apres auoir dit *Melancholica deliria multifor-*

mia ſunt, vous en eſtes demeuré là de peur de vous faire tort par ces paroles qui ſuiuent, *ob peculiares corruptas imaginationes.*

Ce n'eſt pas l'intention d'Aetius,* de dire que la diuerſité des Temperamens apporte de la difference dans les réueries des Melãcholiques, comme vous pretendez, mais ſeulement que les delires melanchóliques ſont auſſi differens que leurs imaginations deprauées

*En cet endroit.

ὑπούλοις *fallacibus*

NOTEZ.

ſont differentes, Il y a dãs le Grec ταῖς κατὰ μέρος ὑπούλοις φαντασίαις *propter peculiares fallaces imaginationes.*

Autre marge priſe de Fernel.

Page 113. *Deliria inquit Hippocr. quæ cum riſu tutiora quàm quæ ſeriò, quia illa à ſanguinis exuperantiâ tantùm hæc quia ferocia à bilis ſunt acrimonia.* Fern. c. 2. *de part. morb.* lib. 1.

Vous citez ces paroles mal à propos, car Fernel ne parle pas en cet endroit de la Melancholie, mais ſeulement du delire qui ſuruient aux fiéures,

& duquel on peut tirer des coniectures pour fonder le pronoſtic de vie ou de mort dans les maladies aiguës ; Il compare le Delire ſimple auec la Phreneſie, & pour exclure la Manie ou Melancholie de ce qu'il dit, il aioute *atque hæ quidem deſipientiæ cum febre ſunt*, d'où ie tire cette conſequence que vous ne pouuez faire valoir ces paroles pour la Melancholie qu'il deffinit incontinent apres *vn delire ſans fieure*.

Mais ſoit, ie vous donne ce que vous voulez, & vous permets d'appliquer ces paroles aux Melancholiques, Vous ne faites en les produiſant que trauailler contre vous meſme, car s'il eſt parlé en cet endroit du mal dont nous diſputons, il eſt dit auſſi fort nettemēt au meſme lieu, qu'il vient quelque fois par la ſeule abondance de ſang *à ſanguinis exuperantiâ tantùm*, Et par conſequent ce que vous auez soûtenu auec tant d'ardeur n'est pas vray, à sçauoir, *que la Melancholie vient toûiours de bile brûlee.*

Ainsi vous auez fait deux fautes en cette marge, La 1. de citer les paroles de Fernel contre son intention, La 2. de les auoir employées en vn sens contraire à vos principes, ce n'est pas seulement dans vos Marges que vous vous estes choqué de la sorte, vôtre Texte est plein de semblables contradictions, & si formelles que l'on diroit que c'est vn autre que vous qui a fait la fin de vôtre liure.

Par exemple. Vous dites dans la 110. page *que la Melancholie ne produit pas les mesmes effets dans vne femme pituiteuse, & vne sanguine, dans vne bilieuse & vne Melancholique*, Et vous ne vous souuenez pas que dés le commencement, vous auiez ietté ce fondement *que les Femmes ne sont point Melancholiques, par ce qu'elles ſont froides & humides;* Vous dites en vn lieu que les Femmes n'ont aucune diſpoſition à la Melancholie, parce qu'elles ſont pituiteuſes, & en l'autre, que cette maladie afflige toutes ſortes de Temperamens, & ne laiſſe pas de ſe loger dans vne complexion dans laquelle le Phlegme domine; N'eſt-ce pas propremẽt ſouffler le chaud & le froid d'vne meſme bouche?

Si i'auois du temps ie

vous en rapporterois vne infinité d'autres, & vous ferois confesser, que ie n'ecri pas tant contre vous, que vous mesme; I'y trauailleray de bõ cœur vne autre fois, au moins si vous m'en priez d'aussi bonne grace que vous m'auez deffié d'examiner vôtre liure.

Page 127. αἱ παραφροσύναι αἱ μὲν μετὰ γέλωτος γινόμεναι ἀσφαλέστεραι αἱ δὲ μετὰ σπουδῆς ἐπισφαλεραι Hippocr. 6. *Aphorism.* I'ay les mesmes choses à dire contre cette marge que

Παραφροσύνη *dicitur propriè de ijs delirijs*

contre la precedente, Elle n'a pas plus de force en Grec qu'en Latin, mais vous l'auez ſi mal écrite que i'ay eſté contraint de la mettre tout ainſi que vous l'auez miſe afin d'en faire mieux remarquer les fautes. I'ay bien leu fort ſouuent γέλωτος dans Hippocrate, mais pour γέλοπος ie ne ſçay quelle beſte c'eſt, Ne vo⁹ en excuſez point ſur l'Imprimeur, car il eſt ainſi dans vôtre Exemplaire, & puis tout hom-

quæ accidunt ad tempus in vigoribus acceſsionum, vt interpretatur Galenus initio Prorrhet. Holler.

il y en a huit

me qui croit (comme vous) que ἤλθες *signifie diable*, peut bien écrire γέλοπος pour γέλωτος ἰδιοσυγκρισίῃ pour ἰδιοσυγκρασίᾳ, & en vn mot commettre les fautes qui sont dans toutes vos marges Greques sans exception.

Que si i'ay passé sous silence celles qui sont depuis la page 53. iusques à la 111. ce n'est pas qu'il n'i ait beaucoup de choses à dire contre, mais vôtre discours estãt tout à fait hors de propos en cet endroit, i'ay iugé qu'il estoit inutile d'en examiner les marges ; C'est en cela à mon auis que vous auez autant failli que par tout ailleurs, car puisque vo⁹ écriuiez pour les R. de Loudun contre M. Duncan, vous ne deuiez pas de 130 pages que contient vôtre liure en employer 60. entieres à traitter des Questiõs inut blemati & qui ne les touchent pas dauantage que tout le reste du Monde.

FIN.

frere m. Tiraqueau & le fut la ou comencerent
Leurs amours m. Scarron y tenant une pention
dont Il me loüa une partie En suitte de
quoy Il me prit en pention avec La fleur
qui me servoit & a qui Il fesoit souvent
faire des tourtes de frangipane devant
luy. ce fut la ou Il feit a ma persuasion
le premier volume de son Roman Comique
quil Dedia au Card. de Retz pour lors
Coadjuteur de paris qui venoit souvent
passer dagreables heures avec luy
au sortir de luxembourg pendant la
fronde. Je luy fournis Les 4 nouvelles en
Espagnol qui sont si agreablement
traduittes dans ses 2 volumes aussy
bien que les 4 autres quil a traduittes
quil a données a part. Je luy proposay
une nouvelle traduction du Dom Quixote
au lieu de la morale de Gassendy Et a la
traduction de laquelle Je le trouvay attaché
mais Il n'en voulut point tater a cause
de la precedente traduction par oudin
& un autre quoy que pitoyable. Je luy dis
quil falloit donc quil entreprist quelque
ouvrage de son chef & de son caractere
Enjoué plustost que cette morale de Gassendy
trop serieuse pour luy, & quil y meslast
des nouvelles dont Je luy fournirois les originaux
en Espagnol quil Entendoit & dont Javois quantité
En quoy Il Imiteroit au moins Don Quixote qui en
a donné 4 si Jolies dans sa premiere partie de

cy devant
respicatur

Il faut mettre dans le 2e pannet
la conclusion que je tire du peu
de disposition qu'ont les femmes à
l'amour.

Mr. Duncan medecin a Saumur & que j'y ay
connu particulierement estoit pere de Cerisantes
que j'ay connu a Paris y estant
resident pour Cristine Reyne de Suede &
que j'ay veu en 1647 a Rome lorsquil y fit
abjuration car il estoit huguenot. Il
suivit mr. de Guise en sa premiere expedition
de Naples ou il mourut d'un coup de mousquet
au talon estant a ses necessitez. mr. de Guise fait
admirablement bien son portrait dans
ses memoires. Il escrit de tres beaux vers
latins & estoit un grand fou du reste avec
un esprit de roman.
De sorte que je puis dire que le public m'a en
quelque sorte l'obligation de cet agreable ouvrage
bien que je n'en sois pas l'auteur. aussy bien que
de ses quatre dernieres nouvelles Imprimees a
part. J'ay cent jolies lettres quil m'a escrittes que je
feray peut estre imprimer quelque jour si sa
veufue m'en donne la permission. Il m'en escrit
une entre autres pendant que j'estois a Sedan
qui commencee par
que diable faites vous sur les bords de la Meuse
ou il fait l'eloge du marechal de Fabert. Il
Il dit quil ne ressemble pas a ces marchans
qui n'a que [illegible] de l'Instinct tout au plus. &c.

www.ingramcontent.com/pod-product-compliance
Lightning Source LLC
LaVergne TN
LVHW020545230826
846091LV00002B/396

* 9 7 8 2 0 1 9 6 4 0 4 6 0 *